四川省科技计划资助（项目立项编号：2023JDKP0067）

四川"三州"农牧民卫生健康科普手册

U0658819

主　编　张先庚

副主编　梁小利　罗　霞　邓小利

编　委　（按姓氏笔画排序）

申　洋　包　锐　刘　琴　刘玉雪　刘四顺　刘林峰

许晓燕　李　芳　杨　颖　张　文　张　洪　徐秋颖

黄雨佳　曹　俊　梁清芳　彭一航　彭思涵　廖　琬

绘　画　章　兵　江云涛　黄静妮　曹梦丽　代　悦　闫禹果

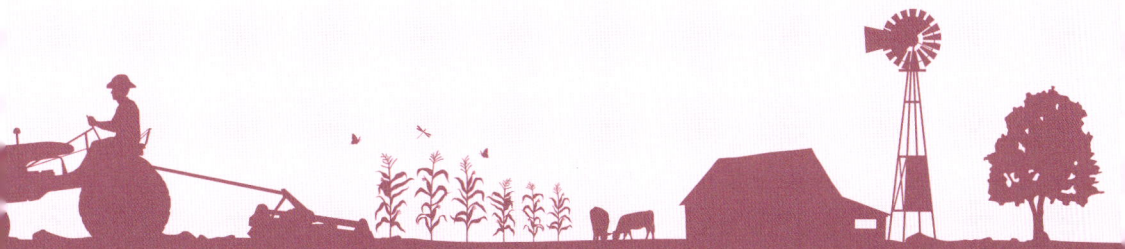

人民卫生出版社
·北京·

图书在版编目（CIP）数据

四川"三州"农牧民卫生健康科普手册/张先庚主编. -- 北京：人民卫生出版社，2025.5. -- ISBN 978-7-117-38004-1

Ⅰ. R139-62

中国国家版本馆 CIP 数据核字第 20259JX484 号

人卫智网	www.ipmph.com	医学教育、学术、考试、健康，购书智慧智能综合服务平台
人卫官网	www.pmph.com	人卫官方资讯发布平台

四川"三州"农牧民卫生健康科普手册
Sichuan "Sanzhou" Nongmumin
Weisheng Jiankang Kepu Shouce

主　　编：张先庚
出版发行：人民卫生出版社（中继线 010-59780011）
地　　址：北京市朝阳区潘家园南里 19 号
邮　　编：100021
E - mail：pmph @ pmph.com
购书热线：010-59787592　010-59787584　010-65264830
印　　刷：北京顶佳世纪印刷有限公司
经　　销：新华书店
开　　本：710×1000　1/16　　印张：13
字　　数：206 千字
版　　次：2025 年 5 月第 1 版
印　　次：2025 年 6 月第 1 次印刷
标准书号：ISBN 978-7-117-38004-1
定　　价：55.00 元
打击盗版举报电话：010-59787491　E-mail: WQ @ pmph.com
质量问题联系电话：010-59787234　E-mail: zhiliang @ pmph.com
数字融合服务电话：4001118166　E-mail: zengzhi @ pmph.com

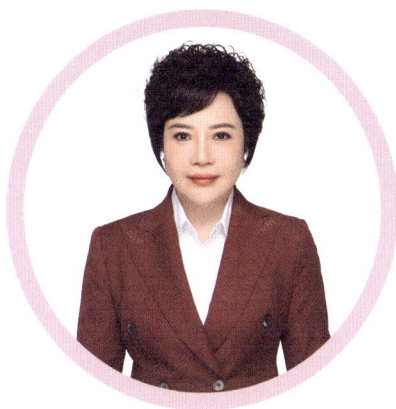

张先庚

二级教授,博士,博士生导师,享受国务院政府特殊津贴,现任四川护理职业学院院长。

获"全国教书育人楷模"、中华护理学会"杰出护理工作者"、四川省三八红旗手称号及第七届黄炎培职业教育奖杰出校长奖等。入选百名疫情防控最美志愿者;在2007年成都市大中学生"一专多能"成才活动中,被评为十佳青年教师。

现为全国卫生健康职业教育教学指导委员会委员、四川省中医药学会副会长、四川省护理学会副理事长、四川省护理学会护理教育专业委员会主任委员、中华护理学会护理职业教育专业委员会副主任委员、第四届四川省专家评议(审)委员会委员、四川省学术与技术带头人等。

牵头主持国家自然科学基金面上项目及省部级以上项目38项;获成果奖25项,其中获国家级教学成果奖二等奖1项、全国卫生职业教育教学指导委员会教学成果奖一等奖1项、四川省教学成果特等奖及一等奖各1项;主编国家级教材和专著28部;公开发表SCI收录或核心期刊论文共356篇。

前　言

健康是幸福生活的根基,是家庭兴旺、民族发展的保障。四川"三州"即阿坝藏族羌族自治州、凉山彝族自治州、甘孜藏族自治州,地域辽阔,风光壮美,但受地理环境、生活习惯和信息传播条件的限制,卫生健康知识尚未普及,疾病预防和健康管理的意识仍有待提高。为了帮助大家更好地树立卫生健康理念,学习卫生健康知识技能,提升自我保健能力,特编写《四川"三州"农牧民卫生健康科普手册》,希望能为您的健康生活提供科学、实用的指导,为您的健康保驾护航。

本手册共6章,编写内容结合农牧民卫生健康现状、需求与特点,以视频加图解的方式,从卫生健康通识、运动起居、疾病预防、急救常识与技能、妇幼保健、慢性病管理、康养技术、中医中药等方面进行编写。其内容与形式通俗易懂、图文并茂、生动形象、科学实用,既尊重民族地区传统文化与医疗特点,也倡导用现代科学方法与技术为指导,提升农牧民健康水平与生活品质,促进"三州"乡村振兴、民族和谐与全面发展。

党和政府历来关心四川"三州"农牧民的健康福祉,近年来通过实施健康扶贫、完善基层医疗设施、开展巡回医疗与宣讲等举措,努力让每一位农牧民都能享受到更好的医药卫生服务。但我们深知,健康不仅是个人的追求,更是家庭和社会的共同责任。自己是健康的第一责任人。我们呼吁每一位农牧民朋友:学习知识、转变观念、积极行动,让卫生习惯融入生活日常。希望这本手册能帮您树立现代卫生健康理念,掌握防病知识,学会康养技能。愿每一位读者都能拥有强健的身心,让我们携手努力,共建健康家园,共享幸福生活,拥抱更加美好的明天!

本手册的编撰得到人民卫生出版社、四川省第三批职业院校动画"双师型"名师工作室、各参编单位及行业专家同仁的鼎力支持,特此致谢!

鉴于编者水平有限,手册中不妥之处敬请斧正。

编者

2025 年 4 月

目　录

第一章

通识卫生知识与技能

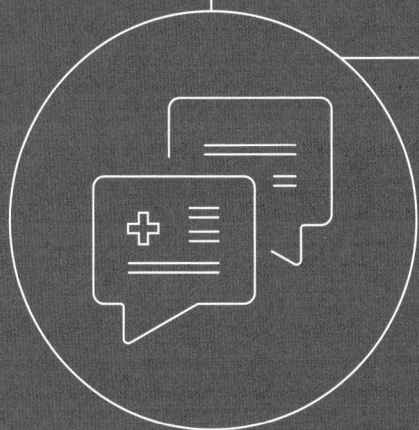

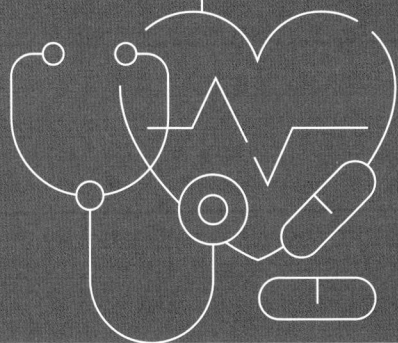

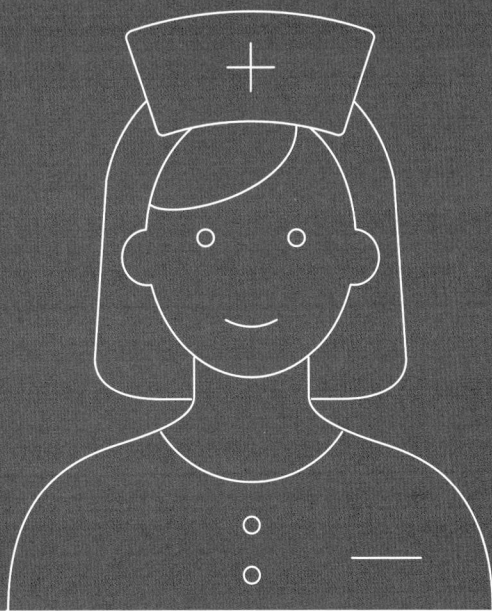

第一节

新时代健康观

一、什么是健康,你真的懂了吗?

健康是人生的第一财富。要保持健康,首先要有健康的观念,能正确理解新时代健康观内涵。

（一）什么是健康?

有人说"没病就是健康",这个观点不完全对! 世界卫生组织（WHO）提出"健康不仅是没有疾病,而且包括躯体健康、心理健康、社会适应性良好和道德健康"。因此,现代健康观是整体的、多元的健康观,是包含生理、心理、社会、道德的四维健康观。四者相互依存、相互影响、相互促进,构成一个完整的健康体系。

（二）如何判定生理健康呢?

生理健康是指主要脏器没有疾病,比如感冒、高血压、肺炎等,身体形态发育良好,人体各系统具有良好的生理功能,对疾病的抵抗能力较强,能够适应环境变化。以上是健康最基本的要求,具体表现如下:

1. **身体素质好** 生长发育好,身高适中、身材匀称、体重得当、肌肉丰满、四肢有力、站立时头肩臂位置协调、头发有光泽;心肺功能好;神经系统功能好。

2. **生活有规律** 正常作息,保证睡眠;保证三餐,定时定量;规律运动,适当放松。

3. **抵抗力强** 对外界环境的适应能力和抵抗能力强。人体必须适应外界环境的各种变化,比如当外界气温升高时,身体通过皮肤毛细血管的扩张向外散热;当外界温度降低时,身体通过肌肉产热、皮肤血管收缩而减少散热,来保持体温的相对恒定。

（三）心理健康的表现有哪些?

心理健康是指心理幸福安宁的状态,或指没有精神疾病的状态,是身体健康的精神支柱。心理健康需要满足下列三大条件:

1. 具有健康心理的人,人格是完整的;自我感觉是良好的;情绪是稳定的,且积极情绪多于消极情绪;有较好的自控能力,能保持心理平衡;能自尊、自爱、自信,有自知之明。

2. 一个人在自己所处的环境中,有充分的安全感,且能保持正常的人际关系,能受到他人的欢迎和信任。

3. 心理健康的人,对未来有明确的生活目标,并能切合实际地不断进取,有理想和事业上的追求。

（四）什么是社会适应性良好?

社会适应性良好是指能与自然环境、社会环境保持良好接触,并对周围环境有良好的适应能力,不让自己长期处于一种封闭、压抑的状态。简单而言,就是遇事不恼,遇难不急,机智沉着,应变能力强,能胜任各种社会和生活角色。如果在家庭中,你是母亲或父亲,你就要履行做父母的职责;在老人面前,你是子女,你就要尽到做子女的孝道。善于接受新鲜事物,能从容不迫地应对日常生活和工作压力而不感到过分紧张,有着良好的人际关系。

（五）道德健康如何理解?

道德健康强调从社会公共道德出发,维护人类健康,人人有责。每个人不仅对个人健康负有责任,同时也对社会健康承担着义务。不能通过损害他人的利益来满足自己的需要,要按照社会认可的道德行为来约束及支配自己的思维和行为,具有辨别真伪、善恶、荣辱的是非观念和能力。

二、原来这些与健康息息相关

健康与许多因素密切相关,熟知影响健康的因素,我们才能避免疾病的发生,保持健康。

（一）哪些因素可以影响健康?

研究发现,年龄、性别、遗传、生活方式、工作环境、医疗、卫生、住房、法律、政策、社会、文化、经济和自然环境等,都与人类健康密切相关。归纳起来,人体健康和寿命有五大决定因素,父母遗传占 15%,社会环境占 10%,自然环境占 7%,医疗条件占 8%,而生活方式占 60%,几乎起决定作用。

1. "不良的生活方式"让你与健康背道而行 不良的行为生活方式能够直接或间接对健康造成不利影响。WHO（2012 年）提出慢性非传染性疾病高危密码"3450"的概念,即 3 种不良的生活方式(吸烟、不合理膳食和缺乏体力活动),导致 4 种慢性非传染性疾病(心脑血管病、糖尿病、恶性肿瘤和呼吸系统疾病)病死率增高,最终可使 50% 的人过早丧命。其中,不合理膳食是目前影响人体健康的主要因素。而民族地区一些看似很平常的生活习惯,却给健康带来大麻烦。例如,长期饮用酥油茶会增加患结石的风险;人畜混居、喜食生肉的生活习惯,容易导致人体感染包虫病。此外,长期熬夜、作息时间不规律等也会影响我们的健康。

2. "健康环境"助"健康"

(1)自然环境:自然环境如阳光、空气、水、土壤、气候、地理等,是人类赖以生存的物质基础。水源污染、大气污染及不良的地理环境则造成某些疾病的患病率和病死率升高。例如,高原地区海拔高、空气稀薄容易诱发慢性高原病等。

(2)社会环境:社会环境如居家生活环境、工作环境、政治制度、经济条件、法律、医疗保健水平、文化教育背景等,均会影响人们的身心健康。如整洁、舒适、卫生的居住环境会给人们带来轻松愉快的心情,同时能使人们的各项生理功能处于良好状态;在教育方面,受教育程度较高的人群更善于学习健康知识,并能转化为健康的生活方式。

3. "年龄、遗传"与健康密不可分 病原微生物、遗传、生长发育、衰老、个体生物学特征等生物学因素也是影响健康的重要因素。

4. "完善的医疗卫生服务体系"为健康保驾护航 完善的医疗卫生服务体系可以为人们提供有效、可及、可负担的卫生服务,如健康教育、开展预防接种、妇幼保健定期体检、提供基本医疗药物等,可保护和恢复人们健康。

(二)守护健康,"6个好习惯"不能忘

这里有6个保持身体健康的好习惯,可以学习起来哦!

1. 改善睡眠质量 睡眠不足或者睡眠质量不佳,会导致精神萎靡不振。养成良好的睡眠习惯,才能涵养精神。

2. 坚持运动 长期坚持科学地运动,能够增强身体的免疫力和抵抗力。

3. 控制情绪 情绪会直接影响身体健康,乐观的情绪会让人感到身心愉悦。

4. 改正不良习惯 坏习惯早晚会拖垮健康的身体,戒掉烟酒、三餐按时、作息规律,保持良好精神状态。

5. 不超负荷劳作 人的精力是有限的,超负荷劳作让我们身心俱疲,要合理安排时间,劳逸结合。

6. 每天多饮水　水是生命之源,《中国居民膳食指南(2022)》建议成人每天的饮水量为 1 500 ～ 1 700ml,多饮水可增强人体新陈代谢。

三、健康不健康,快来比一比

(一)WHO 身体健康十条标准

1. 有足够充沛的精力,能从容不迫地应对日常生活和工作的压力而不感到过分紧张。

2. 处事乐观,态度积极,乐于承担责任,不挑剔。

3. 善于休息,睡眠良好。

4. 应变能力强,能适应环境的各种变化。

5. 能抵抗一般性感冒和传染病。

6. 体重得当,身体匀称;站立时头、肩、臂的位置协调。

7. 眼睛明亮,反应敏感,眼睑不发炎。

8. 牙齿清洁,无空洞,无痛感,齿龈颜色正常,无出血现象。

9. 头发有光泽,无头屑。

10. 肌肉、皮肤有弹性,走路轻松。

(二)中国健康老年人标准

2022 年 9 月,国家卫生健康委员会发布《中国健康老年人标准》。该标准规定了 60 周岁及以上中国健康老年人标准、评估实施和评估标准。中国健康老年人的标准包括以下内容:

1. 生活自理或基本自理。

2. 重要脏器的增龄性改变未导致明显的功能异常。

3. 影响健康的危险因素控制在与其年龄相适应的范围内。

4. 营养状况良好。

5. 认知功能基本正常。

6. 乐观积极,自我满意。

7. 具有一定的健康素养,保持良好的生活方式。

8. 积极参与家庭和社会活动。

9. 社会适应能力良好。

(三)"亚健康",你中招了吗?

亚健康是介于健康和疾病之间的临界状态,又称第三状态。其含义为人在身体、心理和社会环境等方面表现出的不适应。通俗来讲,亚健康的特点是自感欠佳,检查无病,或"我没有病,但我不健康"。那应如何判断自己属于健康还是亚健康呢? 亚健康的预警表现主要有以下几点:

1. **疲劳** 经常感觉到疲劳,即使有充分的睡眠,疲劳感也不会消除。

2. **无力** 原因不明的全身乏力,工作到下午就觉得浑身没有力气。

3. **失眠** 经常失眠、多梦。

4. **头昏** 经常头昏,不能集中注意力。

5. **健忘** 记忆力下降,有时会忘掉刚刚想做的事,例如出门忘记带钥匙,做事情的时候被打断,然后就想不起接下来要做什么。

6. **厌食** 食欲不振或者挑食,心情稍差或者气温较高就没有胃口。

7. **咽干** 咽部发干、疼痛,喉部有紧缩感,检查咽部充血却没有发炎症状。

8. **疼痛** 不明原因的胸闷、胸痛、腰背痛,不能确定具体位置的肌肉痛、关节痛。

9. **抑郁** 心情抑郁,容易焦虑或者紧张,经常感到烦躁或者恐惧。

10. **淡漠** 对什么都提不起兴趣,喜欢发呆,常常脑子里一片空白。

11. **低热** 体温经常超过 37.5℃,却又低于 38℃。

12. **性冷淡** 性欲降低,性功能减退。

如果出现上述一项或多项表现,就说明身体已经处于亚健康状态,应及时调理作息、保持良好的生活习惯,通过合理营养、适量运动、保持良好的睡眠和心情等,逐步让身体恢复健康状态。

第二节 养成良好习惯

一、你洗手了吗?

"菌从手来,病从口入"。正确洗手是预防传染病有效、便捷、经济的方法。

（一）为什么要勤洗手?

我们的双手发挥着拿、取、接、送等作用,手直接或间接接触各种物品可导致细菌、病毒和寄生虫在人与人之间传播。一些常见疾病如皮肤感染、肠道细菌感染等,都有可能是"病经手入"。除此之外,肺炎与腹泻是五岁以下儿童死亡的主要原因,用肥皂洗手可以降低患病风险。

（二）什么情况下我们要洗手?

1. 清洁操作前　如准备食物之前;吃饭前;触摸口鼻和眼睛之前;在照顾患者之前等。特别是吃饭前一定要洗手。在日常的工作、生活中,我们的手摸了很多东西,如果不洗手,就会把病菌吃到肚子里,威胁健康。

2. 污染操作后　如触摸动物、动物饲料或动物粪便后;咳嗽、打喷嚏用手捂口鼻、擦拭鼻子后;大、小便后;触摸钱币后;接触或处理各种垃圾和污物后等。特别是大、小便后一定要洗手。人的排泄物里有很多致病菌,厕所的扶手、门等设施容易有细菌残留,有效地洗手才能不把这些细菌带进身体里。

（三）如何正确清洁双手?

1. 润湿手　用干净、流动的水（暖和或冷）湿润双手,关掉水龙头。

2. 取皂液　涂抹肥皂或洗手液。

3. 揉搓　揉搓双手至少 30 秒。请掌握"七步洗手法"——内、外、夹、弓、大、立、腕。日常生活中,用"七步洗手法"清洁自己的双手,可以清除手部污物和细菌,预防接触感染,请养成良好洗手习惯以减少病菌传播。

如何正确清洁双手
（视频）

第一步（内）:洗手掌。掌心相对,手指并拢,相互揉搓。

第二步（外）:洗背侧指缝。手心对手背沿指缝相互揉搓,双手交换进行。

第三步（夹）:洗掌侧指缝。掌心相对,双手交叉沿指缝相互揉搓。

第四步（弓）:洗指背。弯曲手指半握拳,使手指关节在另一手掌心旋转揉搓,双手交换进行。

第五步（大）:洗大拇指。一手握另一手大拇指旋转揉搓,双手交换进行。

第六步（立）:洗指尖。将五个手指尖并拢放在另一手掌心旋转揉搓,双手交换进行。

第七步（腕）:洗手腕。揉搓手腕,双手交换进行。

4. 冲洗　在干净的自来水下冲洗双手。

5. 干燥　用干净的纸巾擦干双手,也可使用烘干机,或者自然晾干。

二、勤换衣服勤洗澡

勤换衣服、勤洗澡有两大好处,一是保持良好的精神风貌,二是可使一些疾病远离我们。

（一）勤换衣服

1. 衣服的基本作用是防寒保暖。人体皮肤每天新陈代谢会产生一些排泄物,若长期不换洗衣服,排泄物堆积在衣物上会滋生细菌,如果再加上不洗澡,细菌在温暖潮湿的环境下繁殖很快,容易造成皮肤瘙痒,引发皮炎等,对人体健康造成危害。无论是枕头,还是被子、床单,时间长了都容易滋生霉菌、螨虫,还会引发过敏、哮喘等呼吸道疾病。为了自身健康,我们应该勤换衣服和床上用品。

2. 洗涤衣服时,要特别注意最容易污染而又容易忽视的地方。例如衣裤兜是经常放置钱币、杂物的地方,不易见到阳光和通风,各种细菌会非常多,而洗衣服时又容易忽视。

3. 在衣服的储存过程中要注意防霉、防虫,被褥、棉衣、羽绒服等要勤晾晒,让日光中的紫外线对衣服进行杀菌消毒。储存了较长时间的衣物,要洗后再穿,防止有害物质刺激皮肤。

（二）勤洗澡

1. 为什么要洗澡?

洗澡是基本的个人卫生要求。首先,洗澡能清除皮肤上的汗垢油污,帮助人体皮肤保持清洁,去除细菌和死皮;其次,洗澡能促进血液循环,提高新陈代谢和抗病力;再者,洗澡可以消除疲劳,帮助人们缓解精神压力,提高睡眠质量。

因高海拔地区空气稀薄且气温较低,在洗澡过程中容易缺氧,也容易着凉感冒进而引发肺水肿。所以,在高海拔地区洗澡时要注意保暖,洗澡时间也不宜过长。

2. 洗澡时需要注意什么?

（1）洗澡时不要用力搓洗:用力搓洗皮肤会使表皮受到损害,洗去人体表面为数不多的健康油脂及有益菌,容易让细菌、真菌乘虚而入,引起皮肤感染。经常性的皮肤损伤则会使人体免疫力下降,容易导致皮肤瘙痒或皮炎症。

（2）洗澡不宜过勤：洗澡过勤会破坏皮肤的正常结构，容易伤害角质层，降低其保护皮肤的作用；皮肤细胞内的水分更容易蒸发掉，皮肤就会由于干燥而引发瘙痒。尤其是冬季气候比较干燥，每周洗澡两到三次比较合适。

（3）运动后不要马上洗澡：在运动后立即冲凉水澡或热水澡都不太好。一般建议运动后应先擦干汗液，或者等汗水干一干，休息 10 ～ 15 分钟后，再用温水洗澡比较好。

三、内裤洗护讲究可不少

穿过的内裤可能有粪便、分泌物、细菌等，而且内裤上的分泌物有蛋白质，不及时清洗很容易滋生细菌，招引蚊虫。细菌裂变速度很快，时间长了更不容易洗干净。对于女性来说，不注意内裤卫生很容易使内裤成为细菌滋生的温床，引起瘙痒等妇科问题，一定要防患于未然。

（一）更换和清洗内裤的频率

1. 最好一天一更换　穿了一天的内裤可能会存在一些细菌，所以建议最好每天换一次。

2. 一次洗一条，不要隔夜清洗　建议内裤换下当天及时清洗，内裤的清洗不能"隔夜"。大家不要因为工作忙、家务繁重而不及时清洗内裤，或为了方便就把内裤积攒起来一起洗。换下的内裤很容易造成细菌繁殖，甚至招惹蚊虫造成二次污染，增加清洗的难度。

（二）如何清洗内裤

1. 选择冷水洗　由于内裤上的分泌物含蛋白质成分，蛋白质遇热会凝固，增加清洗的难度，因此选择冷水洗涤。有些人会用开水烫内裤，认为这样可以杀菌，但是要先用冷水清洗再烫。开水虽好，但要注意安全哟。

2. 选择内衣裤专用肥皂或内裤清洗剂，慎用漂白粉　内衣裤专用清洁产品属于碱性，可以有效清除内裤上的酸性分泌物；而漂白粉刺激性强且不易漂洗干净，故慎用。在清洗时，可先用冷清水浸泡几分钟，然后用清洗剂充分揉洗，再用流动水彻底冲洗干净，以免导致内裤发硬。

3. 禁止混洗　内裤紧密接触身体的特殊生理部位，对卫生有特殊要求。故在清洗内裤时，无论是手洗还是机洗，均要注意和其他衣物、袜子等分开，以免将外界细菌、病毒等传染到内裤上，造成交叉感染。若采用机洗，也建议选用专用内裤洗衣机。

（三）清洗后如何晾晒内裤

在有太阳光、干燥通风处晾晒。紫外线可以杀灭内裤中残留的细菌，但不要长期暴晒，会缩短内裤使用寿命。注意不要挂在潮湿环境中，否则会造成细菌大量滋生。如果你所住的地方长期晒不到太阳，可以买台烘干机代替。

四、合理饮食，健康你我

俗话说"民以食为天"。人们通过一日三餐获取人体生长发育所需要的各种营养和能量，而科学合理的膳食，不仅可促进健康、预防疾病，还有助于调理亚健康、辅助治疗疾病、促进疾病康复。

（一）平衡膳食知多少

《中国居民平衡膳食宝塔（2022）》根据《中国居民膳食指南（2022）》绘制，将人类食物分为六大类（图1-1）：

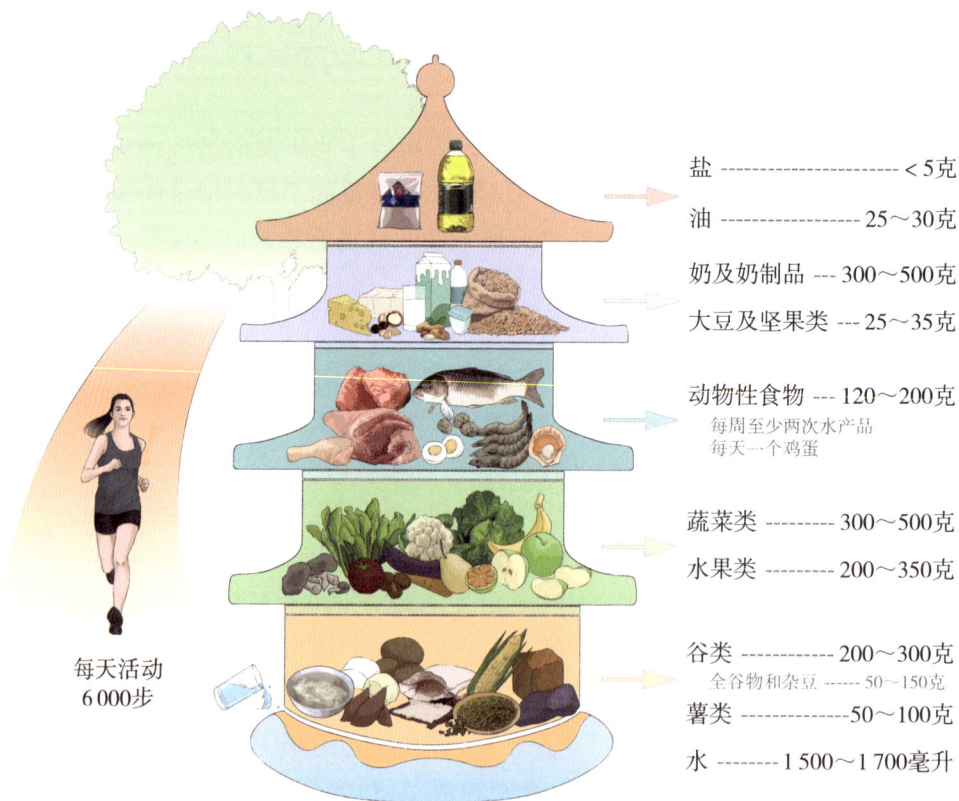

盐 ---------------------- <5克

油 ---------------------- 25～30克

奶及奶制品 --- 300～500克

大豆及坚果类 --- 25～35克

动物性食物 --- 120～200克
每周至少两次水产品
每天一个鸡蛋

蔬菜类 --------- 300～500克

水果类 --------- 200～350克

谷类 --------- 200～300克
全谷物和杂豆 ------ 50～150克

薯类 ------------ 50～100克

水 -------- 1 500～1 700毫升

每天活动
6 000步

图1-1 中国居民平衡膳食宝塔（2022）

第一类为水。建议成人每天的饮水量为 1 500 ～ 1 700ml。

第二类为谷类和薯类。谷类包括米、面、杂粮,薯类包括马铃薯、木薯、甘薯等。建议每天摄入 200 ～ 300g 谷类食物,包括全谷物和杂豆类 50 ～ 150g,薯类 50 ～ 100g。

第三类为蔬菜、水果类。建议保证每天摄入不少于 300g 新鲜蔬菜,深色蔬菜应占 1/2,每天摄入 200 ～ 350g 新鲜水果。

第四类为动物性食品。包括肉、禽、鱼、蛋等,建议每周至少两次水产品,每天一个鸡蛋。

第五类为奶及奶制品、大豆及坚果类,包括牛奶及各种奶制品、大豆及各种豆制品和花生、核桃、杏仁等坚果类。

第六类为油、盐类,包括盐、动植物油、食用糖和酒。

(二)合理膳食,食养是良医

合理膳食是我们健康的四大基石之一,如何从膳食中吃出健康呢?

1. 种类多样,搭配合理,营养均衡

(1)食物选择尽量多样化:食物多样是平衡膳食模式的基本原则,建议每天摄入 12 种以上食物,每周 25 种以上,合理搭配。

(2)食物组合搭配合理:建议主食与副食、粗粮与细粮、荤菜与素菜均衡搭配;鼓励以复合碳水化合物、优质蛋白质为基础的低能量、低脂肪、低糖、低盐并富含微量元素和维生素的膳食;酸、甜、苦、辣、咸各种味道的食物均应不偏不倚,巧妙搭配"红、黄、绿、白、黑"各类食物,相互补充。

(3)食物营养素比例搭配合理:平衡膳食推荐碳水化合物供能占膳食总能量的 55% ～ 65%,蛋白质占 10% ～ 15%,脂肪占 20% ～ 30%。

(4)注意平衡,规律饮食

1)定时定量:做到每餐食量适度,每日三餐定时,到了规定时间,不管肚子饿不饿,都应主动进食,避免过饥或过饱。

2)温度适宜:饮食的温度应以"不烫不凉"为度。

3)细嚼慢咽:可减轻胃肠负担。对食物充分咀嚼,次数愈多,随之分泌的唾液也愈多。唾液对胃黏膜有保护作用。应避免进食过快、过量进食。

4)早、午、晚餐的热量分配为占总热量 30%、40%、30%,且要早餐吃好、午餐吃饱、晚餐少而淡。

2. 三减限酒,吃动平衡,足量饮水

(1)三减:推荐家庭使用限量盐勺、限量油壶,提倡成人每日食用油摄入量不高于 25 ～ 30g(普通汤勺的两勺半),人均每日食用盐摄入量不高于 5g(接近普通啤酒盖一瓶盖),人均每日添加糖摄入量不高于 25g(接近 5 颗方糖)。

(2)限酒:儿童、青少年、孕妇、乳母以及慢性疾病患者不应饮酒。成年人如饮酒,一天饮用的酒精量不超过 15g。

(3)吃动平衡:各年龄段人群都应天天进行身体活动,保持健康体重。食不过量,保持能量平衡。坚持日常身体活动,每周至少进行 5 天中等强度身体活动,累计 150 分钟以上。主动身体活动最好每天 6 000 步。鼓励适当进行高强度有氧运动,加强抗阻运动,每周 2 ～ 3 天。减少久坐时间,每小时起来动一动。

(4)足量饮水:水是膳食的重要组成部分,推荐身体活动低水平的成年人每天饮 7 ～ 8 杯水,相当于男性每天饮水 1 700ml,女性每天饮水 1 500ml,且最好选择白开水。

五、"刷牙" 你真的会吗?

刷牙是我们日常生活中再平常不过的一件事儿了,可是为什么有些人早晚刷牙,牙口还是不好呢? 刷牙这件小小的事儿呀,大家还真存在很多疑问呢! 今天就给大家来科普一下,如何正确有效刷牙!

(一) 为什么要刷牙

刷牙是使用牙刷去除牙菌斑、软垢和食物残渣,保持口腔清洁的重要自我口腔保健方法,也是预防牙周病发生发展和复发的最主要手段。如果刷牙方法不恰当,不但达不到刷牙目的,反而会引起各种不良后果,最常见的就是牙龈萎缩、龋齿、牙齿颈部的楔状缺损等。

(二) 正确的刷牙方法——巴氏刷牙法

巴氏刷牙法,又称龈沟清扫法,或水平颤动拂刷法,是一种有效去除龈缘附近及龈沟内菌斑的方法。

首先,准备好刷牙工具,尽量使用小头的软毛牙刷,刷毛末端圆钝,以免损伤牙龈。

第一步 刷内外牙齿牙龈

将牙刷对准牙齿与牙龈交接的地方,刷毛与牙齿大致成 45°,同时,将刷毛向牙齿轻压,使刷毛略呈圆弧,让牙刷侧边大面积接触牙齿,轻轻地做短距离水平颤动 5 ～ 6 次,再转动牙刷柄,轻轻拂刷牙齿表面,按照一定的顺序,每次重叠移动一颗牙齿。

第二步　刷后牙舌侧

上腭后牙的舌侧部分,是我们平时刷牙不容易刷到的地方,因此好发口腔问题。在刷牙时,刷毛对准牙齿与牙龈的交接处,刷柄贴近大门牙,进行颤动拂刷。

第三步　刷咬合面

刷咬合面时,将刷毛垂直于牙齿的咬合面,做前后短距离来回刷的动作。因咬合面上的天然窝沟不容易被刷干净,故刷牙时记得要稍用力一些哦。

第四步　刷门牙

刷门牙时,我们要将牙刷竖起来,一颗一颗地上下来回刷。

第五步　全面清洁

按照刚才的刷牙顺序和方法,每个地方再次刷 30 秒,进行全面清洁。

第六步　刷舌头表面

刷完所有牙齿后,轻轻地刷舌头表面。最后用清水漱口,我们的刷牙就全部完成啦!

温馨提示:有效的刷牙,只能清除口腔内 70% 的牙垢。因此,最好定期(平均每半年到一年)到专业口腔医院做口腔检查,进行口腔保健(如洁牙等)。及早发现口腔疾病,保持口腔健康。

巴氏刷牙法
(视频)

（三）刷牙小贴士

1. **牙刷的选择**　基本原则:①刷头小;②刷毛硬度为中度或软毛;③刷柄易把握;④已掌握正确刷牙法并养成良好习惯的,可根据个人口腔情况和喜好选择适合的牙刷。

2. **牙刷的保管与更换**　平日刷牙后及时用流动水彻底清洗牙刷,甩干水分后将牙刷刷头向上放置在通风处晾干,尽量每 3 个月更换一次。如果刷毛变形、弯曲等,则应立刻更换。

3. **牙膏的选择**　牙膏大致可以分为普通牙膏和功效牙膏。当口腔里没有牙龈出血、牙齿敏感、口腔溃疡等问题时,可以选择普通具有清洁作用的牙膏。根据市面上在售的牙膏品类,选择正规厂家生产的牙膏即可。对功效牙膏的选择,建议先到专业的口腔医疗机构做口腔健康相关的检查,明确口腔健康状况,结合医生建议和自身情况,选择适合自己的功效牙膏。每次刷牙只需大约 1g(长度约 1cm)的膏体即可。

（四）刷牙误区

1. 牙齿没了就可以不用刷牙？

错误。刷牙清洁的不仅仅是牙齿表面，而是整个口腔环境。如果不刷牙，口腔中的致病菌一旦随着食管进入体内，则易诱发心脏、肾脏疾病，甚至还会影响血糖稳定。因此，老年人即使牙齿没了，也要养成良好的刷牙习惯；如果佩戴义齿，注意饭后及时漱口，将义齿先浸泡在冷水中，然后清洁义齿，冲洗干净。

2. 进食后立即刷牙？

错误。进食后口腔内唾液消化食物过程中会产生大量的酸性物质，会破坏牙齿表面坚硬的牙釉质，使其脱矿变得松弛，脱矿后的牙釉质对外界抵抗力会下降。如果饭后立即刷牙，脱矿的牙釉质更易被磨耗损害，故建议饭后立即漱口，10～20分钟后再刷牙。

3. 冷水刷牙更好？

错误。冷水可能会导致牙敏感的人牙齿酸痛，且不利于牙膏有效物质发挥活性。故建议刷牙时选用接近人体体温的温水（37℃）最好，尤其在冬天，可减轻对牙龈软组织、牙表面的刺激作用。

4. 用力刷效果更好？

错误。刷牙并非力气越大刷得越干净，如果刷牙方式不对，力气越大反而越易损伤牙齿。建议使用大约为手指拿起一根冰棒的力量，且注意使用手腕发力而不是手臂发力。

第三节 "厕所革命"在路上

一、"改造厕所"，让农牧民"方便"更方便

（一）为什么要改厕？

1. 简易坑厕存在很多问题。

（1）冬天冷，夏天热，雨天挨淋，没有舒适感。

（2）臭味重，感官差，甚至还有踩到屎尿、掉进粪坑的危险。

（3）粪污发酵不完全,肥效差,不宜用作粪肥。

2. 粪便中会有大量的致病菌、寄生虫卵和病毒,是许多疾病的传染源,可传播100多种疾病,危害人体健康。

3. 粪便不经无害化处理直接排放会污染大气环境、水环境和土壤环境。

（二）粪便污染可能导致哪些疾病? 是怎么引起疾病?

1. 粪污中可能存在志贺菌属、霍乱弧菌等致病细菌,甲肝病毒、脊髓灰质炎病毒、诺如病毒等致病病毒,蛔虫、蛲虫、绦虫等寄生虫。据统计,世界上约有80%的传染性疾病是由于人类粪便污染饮用水源和环境导致的。

2. 粪便污染引起疾病的途径

（1）粪便→手→口→疾病:便后不洗手,粪便里的细菌和虫卵通过手、口进入人体,使人生病。

（2）粪便→蚊蝇→食物→口→疾病:粪便暴露易滋生蚊蝇,蚊蝇携带粪便中的致病微生物污染食物和餐具,人吃了被污染的食物容易生病。

（3）粪便→土壤→食物→口→疾病:粪便不经过处理直接作为肥料使用,致病微生物会经土壤污染食物,人吃了容易生病。

（4）粪便→水→食物→口→疾病:粪便管理不当会污染水源,用被污染的水清洗食物,人吃了被污染的食物容易生病。

（5）粪便→土壤或水→皮肤→疾病:粪便未经过处理污染了土壤或水,人接触到含病原体的土壤或水后容易生病。

（三）粪便污染的有效防范措施

厕所建造,并正确使用户厕。

（四）改厕的好处

1. 少得病 有效阻断粪便传播疾病的途径,减少伤寒、霍乱、痢疾等肠道传染疾病的发生与流行;阻断血吸虫、蛔虫、钩虫等寄生虫的传播。

2. "三不怕" 上厕所不怕雨淋、不怕太阳晒、不怕老人、小孩掉粪坑。

3. "四个少" 苍蝇少、蚊子少、臭气少、污染少。

4. 增加经济效益 卫生厕所因化粪池密封可减少氨氮挥发,有效防止粪肥流失;通过发酵处理,提高肥效,促使农作物增产;减少购买化肥支出,降低化肥使用量,提升耕地质量,促进绿色农业的发展。

5. 改善人居环境 连片整村改厕,取缔旱厕,可以改善家庭和居住地区的环境卫生面貌。

6. 促进文明 改厕后可改变传统的卫生观念、行为、习惯,增强人们健康文明的卫生意识,提高生活质量和文明程度。

7. 保护隐私　干净卫生的厕所会使人身心愉快,还可以充分保护个人隐私,释放个人压力。

（五）如何正确改厕?

1. 卫生厕所,就是指厕所有墙、有顶、有门,内有标准水冲式便器,清洁、无蝇蛆、基本无臭;化粪池达到粪便无害化处理要求,且不渗、不漏、密闭有盖。

2. 新建房应安排室内卫生间;对旧房改厕,厕所应建造在室内或庭院内,方便使用。化粪池建造在室外,便于用肥和清渣。

3. 合理选择三格化粪池式、粪尿分集式、双瓮漏斗式、完整下水道冲式厕所。有条件能连接污水处理管网的可建成完整下水道水冲式厕所。

4. 建造的厕所应符合农村卫生户厕技术规范的基本要求,并正确使用维护。

二、厕所卫生那些事儿

（一）勤搞卫生,保持厕所清洁

1. 上完厕所要及时冲水,便器内应无污迹、无尿垢、无粪迹。

2. 要经常打扫厕所,不堆放杂物,做到地面不见垃圾,厕所内无蝇、无蛆,基本无臭。

3. 要经常擦拭内外门把手、水龙头开关、洗手盆、冲水按钮等经常接触的物体表面,保持地面、门窗、物品等清洁。

（二）勤开门窗,保持厕所通风

1. 每日给厕所开窗通风 2 ~ 3 次,每次 20 ~ 30 分钟。

2. 没有窗户的厕所,应安装排 / 换气扇,定期排气通风。

（三）勤清垃圾,预防传播疾病

1. 便纸不要直接扔进便池,应入垃圾桶,避免堵塞下水管道。

2. 垃圾桶建议勤清理　厕所内的垃圾桶一般是用来丢弃毛发、厕纸等废物的用具,因此是厕所藏污纳垢的主要地方。由于厕所环境潮湿,如果不及时清理垃圾桶,则会加快病菌的繁殖速度。另外,最好买带盖的垃圾桶,这样可以减少病菌的感染风险。

（四）勤洗手,保持手部卫生

1. 使用厕所后一定记得洗手　饭前便后要洗手。洗手时间至少 15

秒,尽量用热水和肥皂,确保双手直到腕部都洗干净。

2. 上厕所最好不带手机 厕所里的细菌容易附着在手机上,并通过接触粘到手上,从而传播疾病。所以上厕所最好不带手机且上完厕所要洗手。

(五)有些物品不放在厕所里,以免污染

1. 牙刷、毛巾不可放在厕所 每次厕所冲水,细菌会散发至室内每个角落。那些湿的牙刷、毛巾容易被细菌污染,容易染上胃部不适、头晕呕吐、肺炎等疾病。建议牙刷、毛巾不放厕所里。牙刷尽量每3个月更换1次;毛巾要在阳光下暴晒进行消毒。

2. 卫生巾不要放厕所 卫生巾容易受潮变质,使细菌侵入繁殖,即使不拆封也有污染风险。

(六)可定期对厕所进行消毒

1. 使用含氯消毒剂 500mg/L 进行充分均匀喷洒或擦拭。如 5% 的 84 消毒液,按 1:100 比例配比,喷洒消毒或擦拭消毒;10% 的 84 消毒液,按 1:200 比例配比,喷洒消毒或擦拭消毒。

2. 用配制好的消毒剂充分喷洒地面,或用拖把蘸取消毒剂拖地。

3. 消毒时应戴手套、口罩,注意眼睛防护。

(七)定期掏粪,防止粪池积满溢出

1. 化粪池每年应进行 1～2 次清掏,减少恶臭和细菌滋生,保护地下水资源的质量。

2. 在进行清掏时,需要注意保护周围的环境和居民的健康,避免化粪池中的污物泄漏到周围的土壤和地下水中。

第四节 健康生活基本技能

一、发热怎么办?

(一)什么是发热?

人的体温并不是固定不变的,可随性别、年龄、昼夜、运动和情绪等因素的变化而有所波动,但这种改变通常在正常范围内,一般不超过

0.5～1℃。例如,女性一般比男性体温稍高,且女性在月经前期、妊娠早期体温轻度升高,排卵期较低;新生儿体温易受外界温度的影响而发生变化,体温可略高于成人,而老年人代谢率低,故体温偏低。周围环境也会影响体温,如周围环境温度太高或者被子盖厚了捂汗,都会让体温升高。

不同部位的体温不相同,当直肠温度37.7℃以上,口腔温度37.2℃以上,腋窝温度37℃以上可视为发热。以腋窝温度为例,发热程度分级,见表1-1。

表1-1　发热程度分级(以腋窝温度为例)

腋窝温度	发热程度
37.1～38℃	低热
38.1～39℃	中等热
39.1～41℃	高热
41℃以上	超高热

（二）居家如何测体温?

根据测量部位和功能不同,体温计分为传统水银体温计、电子体温计、耳温枪、额温枪(非接触式红外线体温仪)等。价格低廉、使用方便、稳定性高的水银体温计使用方法:先将体温计水银柱甩到35℃以下,擦干腋窝汗液,将体温计水银端紧贴腋窝皮肤夹紧,10分钟后取出读数(图1-2)。

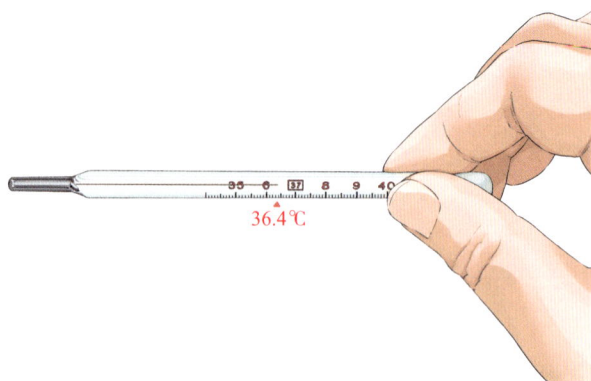

图1-2　体温计读数

如水银体温计不慎碰碎,需立即清理散落在地面或者物体表面的汞珠。可用纸片或者薄塑料板将汞珠收集,并放入塑料瓶或玻璃瓶中。切记不能直接用手清理。破碎的体温计可一并放入包装,拧紧瓶盖,做好"破碎体温计"标识,放入有害垃圾,不要倒入下水道,会污染地下水源。尽量不要在打碎体温计的房间滞留,应开窗通风。

科普小知识

　　金属汞,俗称水银,常温下呈液态的金属。水银体温计不小心破碎后,如果不及时收集处理就会很快挥发到空气中变成汞蒸气。汞蒸气有很大的毒性。

（三）如何正确处理发热?

1. 保证居住的场所空气流通,开窗通风。

2. 多喝温开水,避免虚脱。

3. 温水洗澡或温水擦浴　洗澡能协助散热,如果发热时精神状况较好,可多洗澡,水温调节在 32 ~ 34℃。也可以温水擦浴,每次擦拭时间 5 ~ 10 分钟,擦拭的部位在皮肤皱褶的地方,例如颈部、腋窝下、肘部、腹股沟处等。禁止擦拭后颈、心前区、腹部、足底等处,以免引起不良反应。

4. 冰敷时注意在冰袋外面包裹干毛巾或薄棉垫,避免冻伤皮肤。冰敷部位及禁忌与温水擦拭一样。

5. 降温措施实施 1 小时后应复测体温。

6. 适当保暖　假如发热时畏寒、寒战、四肢冰凉,说明体温还可能继续上升,要适当保暖,并监测体温。一旦体温不再上升,应立即减少衣物盖被。

7. 不要用捂的方式退烧　人体是通过体表散热的,所以一定要衣物宽松,而且不能穿得过多。如果穿得太多可能导致体温短时间内急剧上升,甚至会引起高热惊厥。

（四）如何正确使用退烧药?

　　一般是体温在 38.5℃以上才给予退烧药。使用同样成分的药物要间隔 4 ~ 6 小时,24 小时内不超过 4 次。对乙酰氨基酚或布洛芬是目前常用的、安全的退热药。退热药有效时可以使体温下降至 38℃以下,但它的作用可能仅维持数小时;如果发热的病因未解除,体温仍然会反复升高,这时就可能需要病因治疗,而不仅仅是使用退烧药,要及时就医。同时,注意观察患者精神状态,如把握不准病情,也要及时就医,以免耽误病情。

二、测血压,有讲究

(一)血压在什么范围可以诊断为高血压?

安静状态下血压的正常范围:收缩压 90 ～ 139mmHg,舒张压 60 ～ 89mmHg。血压水平分类,见表1-2。没有使用任何降压药的情况下,每天测量血压,连续三天,如果都有收缩压高于140mmHg,和/或舒张压高于90mmHg 就可以诊断为高血压。

表 1-2　血压水平分类

类别	收缩压(mmHg)	舒张压(mmHg)
正常血压	＜ 120 和	＜ 80
正常高值	120 ～ 139 和/或	80 ～ 89
高血压	≥ 140 和/或	≥ 90
1 级高血压	140 ～ 159 和/或	90 ～ 99
2 级高血压	160 ～ 179 和/或	100 ～ 109
3 级高血压	≥ 180 和/或	≥ 110
单纯收缩期高血压	≥ 140 和	＜ 90
单纯舒张期高血压	＜ 140 和	≥ 90

(二)居家如何选择血压计?

选对血压计是测准血压的第一步,市面上有 4 类常见血压计。

1. 上臂式全自动血压计　这种血压计是居家测量血压计的优先选择,准确性高,可重复使用,简单操作。

2. 腕式血压计　这种血压计不需要暴露上臂,在寒冷冬天或对脱衣不方便的人较为适用,但不同腕式血压计之间差别较大。一般情况不推荐。

3. 手指式血压计　这种血压计一般不建议使用,因为手指和上臂血压之间差别较大。

4. 水银血压计　又称汞柱血压计。这种血压计需使用听诊器听开始音和消失音。居家不推荐使用该血压计,要专门训练才好分辨。

(三)测量血压的时间对血压有影响吗?

首先,人体的血压在一天中不是一成不变的。上午 6—10 点是人体的第一个血压高峰时段,此后人体的血压会逐渐下降,下午 2 点后血压又继续上升,直到下午 4—8 点为第二个血压高峰。第二个高峰的血压比第一个高峰要低。许多高血压患者都会发现,在清晨和下午时分测量的血压数值会比其他时间测量出来的数值高。其次,一般建议在早餐前测血压。如果正在服降压药,在服药前测。

（四）测量血压的小贴士

1. 在测量之前不要做任何运动、不吸烟、不喝浓饮料或者咖啡,并且尽量排空膀胱,不憋尿,以免影响血压测量的结果。运动后,应休息15 ～ 30 分钟再测量。

2. 测量血压时应保持心情平和　高血压患者怕测量出来的血压值过高,测量血压的过程中过于紧张,常常会屏住呼吸,而这可能会导致血压升高。

3. 测量血压的过程中,应双脚着地,保持正坐,手臂放在桌面上,不要悬空,裸露测量手臂。如果是用上臂测血压,测量位置与心脏为同一水平,将测量的袖带套入上臂,使得与袖带相连的橡胶管在前臂一侧,袖带离肘关节约 2 ～ 3cm。袖带缠绕不要过紧或过松,以能放入 1 个手指为宜。过紧或过松的测量值都不准确。

4. 日常自行测量血压,如果不确定测量哪个手臂,可以两只手臂都测量,然后取高值。在一般情况下,右手测量出来的数值会比左手的高,所以推荐测量右手。

三、健康喝水知"多""少"

（一）每天喝多少?

1.《中国居民膳食指南（2022）》建议健康成人饮水量为每日 1 500 ～ 1 700ml（7 ～ 8 杯）。

2. 对运动量比较大、劳动强度比较高,或者需要长时间暴露于高温干燥等特殊环境下的人群,需适当增加饮水量。

3. 如何判断饮水量是否充足? 观察尿液颜色,透明无色或者淡黄色的尿液表示饮水量充足。

（二）什么时候喝水?

1. 定时饮水　就是主动饮水,即不等到口渴就按时饮水,有利于机体代谢。喝水的黄金时间表,见表 1-3。

表 1-3 喝水黄金时间表

次数	喝水时间
第一杯水	早上空腹时
第二杯水	上午 8 点
第三杯水	上午 10 点
第四杯水	上午 11 点
第五杯水	下午 1 点
第六杯水	下午 3 点
第七杯水	下午 5 点
第八杯水	晚上 8 点半

2. 清晨醒来空腹喝一杯温开水　促进肠胃蠕动,顺利排泄,有助于稀释血液浓稠度,促进血液循环,预防脑梗和心肌梗死。

3. 晚上睡觉前喝水 50～200ml　人熟睡时,体内的水分会丢失,造成血液中的水分减少,血液黏稠度变高。适当喝点水可以缓解这种现象。

4. 饭前半小时喝一小杯水　能够有效控制进食量,促进新陈代谢,促进胃肠蠕动,预防便秘。

5. 饭后半小时适当饮水　有助于加强肠胃蠕动,加强食物的消化和吸收。

6. 运动后半小时补充水分　有助于维持身体的水平衡。

(三)喝什么水?

《中国居民膳食指南(2022)》推荐喝白水或茶水,少喝或不喝含糖饮料,不用饮料代替白水。

1. 白开水　即自来水烧开后自然降温的水。它清淡无味,对人体的生理功能具有很重要的调理作用,但最好不要喝放置时间超过 24 小时的白开水。

2. 茶水　即茶叶冲泡的饮品。茶水可以提神和降压,但不要长期喝浓茶,不要空腹喝茶,容易引起失眠、头晕等。

3. 矿泉水　适量饮用矿泉水对人体健康没有明显影响。但因矿泉水中的钙元素可能引发高钙血症和肾结石等疾病,所以应避免长期或大量饮用。

4. 饮料　少喝或不喝含糖饮料。长期将饮料当水喝,会损伤牙齿、造成肥胖、影响消化吸收、增加肾脏负担等。

5. 牛奶　不建议用牛奶代替水。因为牛奶中的蛋白质较多,服用过多容易影响消化,可能会引起腹胀、腹泻等消化不良的症状。

6. 生自来水、天然水或受环境污染的水都不宜直接饮用。

7. 存放过久的开水和超过保质期的矿泉水不建议饮用。

（四）怎么喝?

1. 少量、多次、慢饮　即小口喝水,慢慢咽下。30分钟喝1次,1次喝2～3口,含在嘴里分3～4次咽下。

2. 喝水过急过多,超出肾脏代谢功能时,可能引起水中毒。

（五）饮水温度

建议饮水温度是25～40℃。这个温度的水可以更快地被吸收,帮助消化,提高新陈代谢。过热的水会强烈刺激咽喉、消化道和胃黏膜;过冷的水可能刺激胃肠道,引起腹泻、腹痛等不适症状。

（六）哪些情况下要多喝水? 哪些情况下要少喝水?

1. 感冒时多喝水　感冒发热时身体出汗,导致人体水分丢失,多喝水可以及时补充水分,有利于体温调节,帮助身体将体内细菌迅速排泄掉。

2. 便秘时多喝水　刺激肠蠕动,促进排便。

3. 痛经时多喝热水　活血化瘀,缓解疼痛。

4. 肾脏疾病患者少喝水　大量饮水可能加重水钠潴留,出现水肿等症状。

5. 心脏疾病患者少喝水　大量饮水可能导致稀释性低钠血症。

6. 肝脏疾病患者少喝水　过量摄入水分,会加重水肿、腹水,甚至诱发脑水肿。

四、健康体重的正确打开方式

（一）如何判断健康体重?

体重是反映和衡量一个人健康状况的重要指标。过胖和过瘦都不利于健康,身高体重不协调也不会给人以美感。体重的变化会直接反映身体长期的热量平衡状态。

如何判断自己的体重是不是健康体重呢?

1. 测量腰围　经常测量腰围,男性腰围不超过85cm,女性腰围不超过80cm,预防中心性肥胖。

2. 计算身体质量指数　身体质量指数（body mass index，BMI）是国际上常用的衡量人体肥胖程度和是否健康的重要标准（表 1-4）。BMI = 体重（千克）/ 身高（米）的平方（即 kg/m^2）。据《成人体重判定》（WS/T 428—2013），中国成人 BMI 的划分标准，见表 1-4。

表 1-4　中国成人（18 岁及以上）BMI 划分标准

类别	体质指数（BMI），kg/m^2
体重过低	< 18.5
体重正常	18.5 ～ 23.9
超重	24.0 ～ 27.9
肥胖	≥ 28.0

（二）如何维持健康体重？

1. 践行"健康一二一"理念　坚持"日行一万步，吃动两平衡，健康一辈子"的健康理念，通过合理饮食与科学运动来保持健康体重。

2. 坚持健康饮食　首先，优化饮食结构，增加全谷物、优质蛋白和蔬菜比例，减少精制糖和反式脂肪酸摄入。其次，结合有氧运动和力量训练，提升代谢率。保证充足睡眠、管理压力，避免情绪化进食。记录饮食和运动数据，定期监测体脂率，而非仅关注体重。

3. 迈开腿，坚持运动　按照"动则有益、贵在坚持、多动更好、适度量力"的原则，选择适合自己的运动方式。

（1）儿童：减少静坐的时间，可通过奔跑、攀爬、游泳等运动来替代打游戏、看电视等行为。

（2）成人：上下班途中多步行、多骑车、少开车，居家时间多做家务、多散步，减少看电视、玩手机等行为。平均每天行走至少 6 000 步。坚持日常身体活动，尽量减少久坐，每小时起来动一动，动则有益。

（3）老年人：建议每周进行 3 次平衡能力锻炼和预防跌倒能力的活动，适量进行肌肉训练。通过跳广场舞、打太极等方式合理开展运动。

4. 保持健康的睡眠方式　睡眠的好坏与人的心理和身体健康息息相关，健康的睡眠方式有助于身体生理功能的恢复，对维持健康体重有积极的促进作用。一般建议睡眠时长是儿童 10 个小时，成年人 7 个小时。由于每个人有不同的生理节奏，在睡眠早晚的安排上要因人而异，建议每晚在 11 点之前睡觉。晚上 11 点开始,身体的各个器官便进入自我修复阶段。

第五节

正确用药病远离

一、轻松辨别"假药""劣药"

情景导入

A:医生,我在网上买了和你之前开得差不多的药,但感觉吃了没有效果?

B:那有可能是买到假药或劣药了,这样对你的病情既没有好处,还有可能伤害你的身体。所以,在外面买药时,一定要注意辨别正规与否。

A:那有没有辨别的方法呢?

B:最重要的一点是要选对购药渠道。不要相信朋友圈、微信群、不明来源网站等销售的药品,要去正规的药店或者医院购买。

A:但是我家附近的药店都买不到我需要的药品,只有在网上才可以进行购买,那又该如何辨别呢?

B:没关系,下面我就来具体教教你如何辨别网上药品。

网上买药时,首先也要通过正规的网络渠道购买,拿到药品后要做到"五看一查"。

（一）看药品批准文号

首先,要看药盒上有无这样一串文字加数字——"国药准字 H（或 Z、S、J、B、F）+8 位数字",也就是我们所说的药品批准文号。批准文号相当于药品的"身份证",如果你买的药找不到批准文号,那可能就不是正规药品。

（二）看药品生产批号和有效期

正规的药品上都印有产品批号、生产日期和有效期,三者缺一不可,如果你买到的药,缺了其中任何一项,肯定都不是正规药。

（三）看药品外包装

正规的药品,其包装字体印刷清晰,无广告。如果买到的药品包装上写有"药到病除""包治百病"等广告用语,或出现印刷字迹模糊不清时,就可能是假药或劣药。

（四）看中国药品电子监管码

正规药品的药盒上通常都印有中国药品电子监管码（一般为20位数字条形码）。通过手机扫码即可查询药品真伪。

（五）看生产厂家

正规药品的药盒或说明书上都详细标注了生产企业名称、地址、邮编、电话、网址等内容,但也要注意辨别是否为虚假信息。

（六）查国家药品监督管理局官网

除以上方法外,我们还可以登录国家药品监督管理局官网查询（网址：https://www.nmpa.gov.cn/datasearch/ie-home-index.html）,输入药盒上的批准文号,即可查询相关信息。如果无法查到,或查到的信息与药品标注信息不符,则可能为假药或劣药。

二、中药煎服大讲究

（一）药罐选择有讲究,砂锅熬药疗效好

好多人在熬药时,为了方便,会选择用家里的铁锅。这种做法是不可取的。因为金属元素容易与中药里的成分发生化学反应,从而影响药效,甚至产生不良反应。在选择熬药的药罐时,最好选择砂锅,也可选择搪瓷锅、不锈钢锅或玻璃器皿,但万不能使用铁锅、黄铜锅、铝锅。

（二）熬药之前泡一泡,药材浸透效果好

拿到中药后,不要急着熬,在熬药前要用冷水泡一泡药材。因为来源于植物类的中药一般比较干燥,泡一泡,可使药材变软,有利于有效成分析出。浸泡时间也要根据药材质地的轻重、季节、温度的差异进行区分。一般浸泡30分钟左右即可,花、草、叶类药材的浸泡时间可缩短至20分钟,而根茎、种子、果实类药材宜浸泡30～60分钟。总之,以药材浸透为好。

（三）熬药记得盖锅盖,过程中间搅一搅

好多人因为害怕水开了溢出来,在熬中药的时候不喜欢盖锅盖,这种做法其实是不对的！我们熬药时需要将锅盖盖上,以防止药物中有效成分挥发和煎液量减少。同时在熬药的过程中要经常搅一搅,使药材受热更均匀,这样熬出来的药才更好。

（四）一剂中药熬两次,药汁混合分次服

有些人害怕药物无效,会加很多水熬药,觉得喝得越多,效果越好,这种做法也是不可取的。一般建议一剂中药熬 2 次,把 2 次熬好的药液混合后分 2 ～ 3 次服用。加水量一般以淹没药材 2 ～ 5cm 为宜。水应该一次加够,不可以中途加水,更不能煎干了以后加水重煎。煎药的火候一般是在水没开前用大火,水开后用小火,保持微微沸腾的状态。

（五）吃药切记莫放糖,良药苦口身体好

因为有的中药很苦,好多人习惯喝了药后含颗糖,或者直接在熬好的中药里面加糖,这些做法也是不可取的。特别是有慢性胃病的患者更不能放糖。中医认为甘(甜)容易造成胸闷腹胀,所以在中药里面放糖很容易引起肠胃不适。所谓良药苦口利于病,大家吃药的时候一定要忍住不放糖。

（六）中药煎服讲究多,特殊用法要记牢

1. 先煎　有毒(如附子)或者有效成分不易煎出的药(如龙骨、牡蛎)应先煎一定时间,再加入其他药物一起煎煮。

2. 后下　久煎容易挥发失效的药物(如藿香、薄荷),应在其他药物即将煎好时再加入,煎 4 ～ 5 分钟即可。

3. 包煎　有些中药有毛(如辛夷、枇杷叶)可能对喉咙有刺激性,或者有的药物为粉末状(如蒲黄、伏龙肝)。这些中药在熬药时应该用纱布包裹煎煮。

4. 烊化　一些胶类或糖类药物(如阿胶),与其他药一起煎煮容易粘锅,宜加适量开水溶化,再加入药液中服用。

5. 冲服　入水即化的药(如三七粉)、液体类药(如蜂蜜)等不适合和其他药物一起煎煮的,应直接用开水或药汁冲服。

三、远离常见用药误区

（一）感冒类药物的用药误区

1. 感冒用药要分清(人群)　感冒用药要分清人群,特别是儿童用药。儿童感冒用药要谨慎,成人与儿童感冒药的成分和剂量差别较大,不能随便给儿童使用成人感冒药,否则容易因吃药过多导致中毒。对儿童感冒应选择儿童专用药。含有可待因成分的感冒药不能用于 18 岁以下人群。

2. 多吃几种药,感冒不一定好得快 很多人觉得多吃几种感冒药,肯定好得就快,但是一次吃几种感冒药不一定会让你好得快,还有可能中毒。在没有明确各类感冒药的成分之前,盲目服用多种感冒药会导致重复用药,引起药物中毒,如多种含有对乙酰氨基酚的感冒药一起服用,会导致对乙酰氨基酚服用过量,影响肝脏功能,导致肝损伤。

3. 感冒症状缓解后,停药要辨明 有人说我没有咳嗽、发热、流鼻涕了还需要继续吃药吗? 这需要分情况。普通感冒服用药物后,咳嗽、发热、流涕等症状消除,可以停止服药。流行性感冒、病毒性感冒要合并使用抗生素、抗病毒药物,咳嗽、发热等表面症状消失后,病毒或细菌并没有被完全去除,需要按照医生的要求,按周期服药。

(二) 降压药的用药误区

1. 随意换药调剂量,加重病情要当心 很多高血压患者用药随意,按照"不难受不吃药"的原则来控制血压,平时一般不吃药,出现头晕、头痛等症状后才服药,症状一消失马上停药。这种做法其实非常危险。很多降压药物要起到较好疗效,一般需要连续服用一周左右。突然多吃或换成其他降压药,容易导致血压忽高忽低,反而会增加脑卒中、心肌梗死、肾损害等风险。所以,降压药物需要在血压计监测情况下规律使用,使血压保持在一个合理平稳的范围。

2. 突然停药不可取,病情反复不省心 很多高血压患者经常持续服用降压药一段时间,待血压稳定后,就突然停止服药,殊不知这是非常危险的。高血压患者突然停药会让维持稳定的血压突然升高,导致心动过速、震颤。如果想要停药,应在服用一段时间降压药,血压控制后,在医生指导下通过 7 ～ 10 天的逐渐减药期才能停药。

3. 服药时间有讲究,合理服药效果佳 人的血压在一天之内呈周期性变化,上午 9—11 点最高,然后逐渐下降,到下午 3—6 点又再次升高,然后血压呈持续降低趋势,夜间最低。这"两高一低"的时间段是高血压的危险期,老年人尤其明显。所以,按照规律服用降压药可以起到事半功倍的效果。短效降压药每日 3 次,在高血压高峰出现前 0.5 ～ 1 小时服药效果较好。第 1 次服药应在早上醒后服用,第 3 次应选在下午 6 点之前。长效控、缓释制剂每天只服用 1 次,也应选择在清晨醒后即服。这样既能使白天的血压得到较好控制,又不会造成夜间血压过低。

（三）止痛药的用药误区

1. **药物成瘾要防范**　阿片类止痛药含有能使人成瘾的成分,长期服用会让身体与心理上形成依赖。若不遵医嘱随意服用,会让人在不知不觉中染上药瘾,停药后会出现戒断症状,如精神不振、打哈欠、流泪、失眠、呕吐和腹泻等,严重者会出现肌肉痉挛、癫痫发作,甚至休克。专家提醒,在服药的时候一定要按照医生的处方或药品说明书来服用,不要反复地加量服用,以免成瘾。

2. **乱用止痛药不可取**　疼痛的原因有很多,不能随意使用止痛药,多数止痛药只能缓解疼痛,并不能消除疼痛的原因。对不明原因的疼痛,过早地使用止痛药,消除疼痛症状,有可能会掩盖病因,贻误病情。如果需要使用止痛药物,每次服用的时间也最好不要超过三天,服用时若出现不良反应,应立即停药,并及时前往医院治疗。

3. **药物耐受要警惕**　长期使用同一类型的止痛药会让机体对药物反应"迟钝",产生耐药性,止痛效果下降。如需长期使用止痛药物,应在医生指导下,调整止痛药的种类和服用量,避免出现耐药性和严重的不良反应。

第二章

"三州"地区常见疾病防治

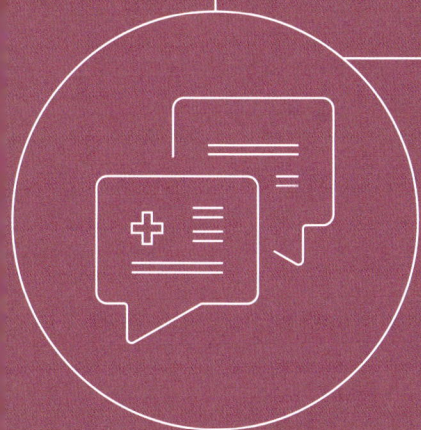

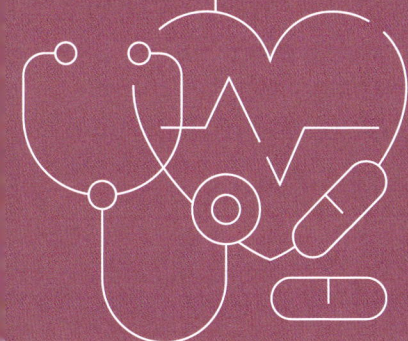

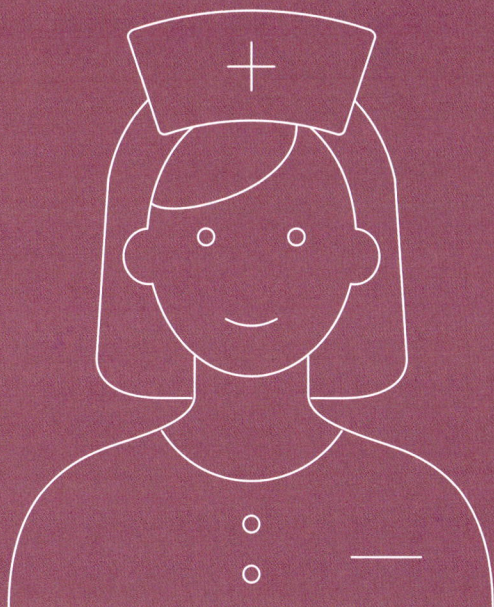

第一节 急、慢性疾病防治

一、高血压

（一）什么是高血压

简单来说，高血压是血管里的血液对血管壁的压力值持续高于正常压力值的状态。患者如果未服用任何降压药物，在安静状态下测量血压≥140/90mmHg，就很有可能是患上了高血压。如果既往有过高血压，现在使用降压药物，血压虽然＜140/90mmHg，也要诊断为高血压。

（二）高血压有哪些表现

高血压早期可以没有任何表现，但随着病情进展，可能会出现以下表现：

1. 头痛　高血压患者常常会出现头痛，部分患者还可能同时伴有腹部胀气、食欲下降、恶心以及呕吐等胃肠道症状。

2. 眩晕　眩晕是高血压的常见表现之一。高血压患者如果突然下蹲或站起来，眩晕的症状会特别明显，且多见于女性患者。

3. 耳鸣　高血压容易造成耳部供血不足，导致患者出现双耳耳鸣，且持续时间一般较长。

4. 心悸气短　高血压通常会影响心脏的排血功能，增加排血阻力。随着时间的推移，会逐渐导致心肌肥厚、心脏增大，继而出现心肌缺血的症状，如心悸、呼吸短促等。

5. 失眠　高血压可导致患者入睡困难、早醒、睡眠不踏实、易做噩梦、易惊醒。

6. 肢体麻木　高血压会导致患者末梢循环障碍，一般表现为手脚麻木或皮肤有异物感，如果不立即控制血压，病情会逐渐加重，患者麻木的范围会扩大，甚至有发生偏瘫的风险。

（三）高血压有什么危害

高血压会损害身体许多器官和系统，包括心脏、肾脏、脑、眼底等。长期高血压可能导致冠心病、心肌梗死、脑血管意外等。脑血管意外又称脑卒中，其病势凶猛，且病死率极高，即使不致死，大多数也会致残。高血压患者血压越高,中风的发生率也越高。

（四）为什么会患高血压

遗传是高血压的一个重要原因,有些人可能天生就容易患高血压。一般来说,男性比女性更容易患高血压。此外,年龄增长、缺乏运动、缺乏睡眠等都可能增加高血压的患病率。

（五）高血压该如何处理

如果确诊了高血压,患者需要综合性地控制和管理血压,主要方式包括药物治疗、饮食调整、身体活动、中医适宜技术调理。

目前高血压还不能根治,患者要在医生的指导下长期服用药物来控制血压,吃上药了就要注意不能随意更改药物剂量,更不要自行停药或换药,以免引起血压波动和不良反应。记住千万不能随意停药!

想要血压管得好,饮食调整不能少。高血压患者应该少吃盐和油,糖也要少吃,同时多吃些蔬菜、水果、全谷物等富含膳食纤维的食物。另外,适量地摄入钾、钙、镁等矿物质也对高血压患者有益。

管住嘴,还要迈开腿。适量的身体活动可以帮助高血压患者控制血压。身体条件允许的患者,建议每周运动不少于3次,累计至少150分钟的中等强度有氧运动,如快走、骑车、游泳等。但是血压控制不好,或者对运动强度不适应的患者,应该在医生的建议下进行适量的身体活动。

此外,针刺、艾灸、刮痧、拔罐等中医适宜技术对于控制血压也有较好的功效;太极拳、八段锦、易筋经等中国传统功法的习练也是比较推荐的。

二、脑血管意外

（一）什么是脑血管意外

脑血管意外,又称脑卒中,也就是我们老百姓通常所说的中风。它是指由于各种原因使脑子里的血管堵塞或破裂,导致脑组织损伤的一组疾病。一般我们将其分为缺血性脑卒中和出血性脑卒中两大类。

（二）脑血管意外有哪些表现

脑血管意外最常见的表现为突然出现一侧肢体运动和感觉障碍、眩晕、耳鸣、听力障碍、失语、复视、步态不稳等。较严重的脑血管意外除了上述症状,还会有头痛、恶心和呕吐。最严重的脑血管意外还会出现昏迷、两手握拳、牙关紧闭、鼾声大作,或面色苍白、手撒口张、大小便失禁,还可能伴有胃出血,甚至丧失生命。

（三）脑血管意外有什么征兆

如果出现以下征兆，要高度警惕脑血管意外的发生（图2-1）。

1. 头晕，特别是突然感到眩晕；

2. 突然感到一侧面部或手脚麻木；

3. 吐字不清或讲话不灵；

4. 肢体无力或活动不灵；

5. 与平时不同的头痛；

6. 不明原因突然跌倒或晕倒；

7. 短暂意识丧失或个性和智力的突然变化；

8. 恶心呕吐或血压波动；

9. 整天昏昏欲睡，处于嗜睡状态；

10. 一侧肢体不自主地抽动；

11. 单眼或双眼视力丧失或模糊。

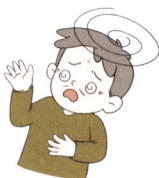
眩晕耳鸣

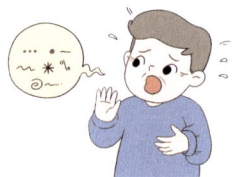
吐字不清

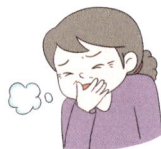
恶心呕吐

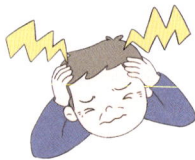
与平时不
同的头痛

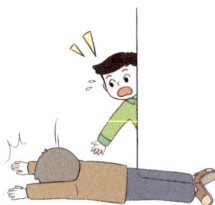
突然跌倒或晕倒

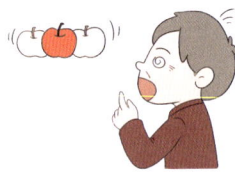
视物不清

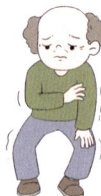
手脚发麻
或无力

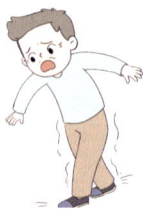
手脚不听使唤

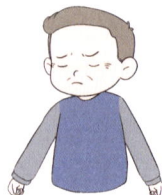
短暂意识丧失

图 2-1　脑血管意外征兆

（四）发生脑血管意外该如何处理

脑血管意外发病急,病情险。一旦发病必须立即拨打120送医。等待120到来过程中要保持安静,避免不必要的移动,不要自行驾车或骑车。在急救人员到达后,患者及家属应遵从急救人员的专业指导,做好相关配合工作。

若患者昏迷,家属不要因为事发突然就手足无措,不能给患者灌药或擅自搬动患者。可将其头偏向一侧,以防痰液、呕吐物吸入气管,同时迅速松解患者衣领和腰带,保持室内空气流通。天冷时注意保暖,天热时注意降温。另外,如果患者昏迷并发出很大的鼾声,表示其舌头向后下坠堵塞气道了,可用手帕或纱布包住患者舌头,轻轻向外拉出。

（五）平常可以怎样预防脑血管意外

1. 定期体检　一些危险因素,如心脏病、高血压、胆固醇和血脂水平升高可以通过定期体检来发现。早发现并通过正确的药物治疗以及恰当的饮食和生活习惯可以改变或控制这些危险因素。

2. 控制血压　高血压患者发生脑血管意外的风险是正常人的4～6倍,控制血压可以降低脑血管意外的风险。

3. 低盐低脂饮食　建议每人每天食盐量不超过5g,减少动物性脂肪如猪油、肥肉、黄油的摄入,可以适当摄取橄榄油、大豆油、葵花籽油和坚果类食物,多吃新鲜的食物,多吃蔬菜、水果、谷物等。

4. 保持体重　肥胖使脑血管意外的危险性增加,因此,将体重保持在正常范围内可以预防脑血管意外。

5. 合理运动　长期坚持运动可以减少脑血管意外,但如果有某些疾病或有一些严重疾病的家族史,那么在开始运动计划之前应该向医生进行咨询,选择最适合自己的锻炼计划。

6. 睡眠充足　应该保证足够睡眠,有午睡习惯的可以继续保持,没有午睡习惯的也不必刻意午睡。

7. 心情愉悦　应该避免情绪波动,不要过于紧张或激动。培养豁达、开朗、宽容的性格,学会自我调适,保持乐观向上的态度。

三、慢性阻塞性肺疾病

走路、爬楼气喘,抽烟、咳嗽、咳痰,你的第一反应是什么？这些现象其实隐藏着疾病的关键信号。慢性阻塞性肺疾病与高血压、糖尿病一样,都是一种常见的慢性疾病,但慢性阻塞性肺疾病更为"狡猾",可以形象地比喻为——不动声色的"隐形杀手"。

（一）什么是慢性阻塞性肺疾病

当慢性支气管炎和／或肺气肿患者肺功能检查出现气流受限,并且不能完全可逆时,则可诊断为慢性阻塞性肺疾病（chronic obstructive pulmonary disease,COPD）。

（二）哪些因素可能会导致慢性阻塞性肺疾病

1. 吸烟 吸烟是导致 COPD 最危险的因素。吸烟者的患病率是非吸烟者的 2 ~ 8 倍,吸烟时间越长、量越大,则患病率越高,戒烟后病情减轻。

2. 感染 各种感染是 COPD 发生发展的重要因素之一,多为病毒与细菌感染。

3. 理化因素 长时间接触烟雾、粉尘、变应原、工业废气及大气污染中的有害气体（二氧化硫、二氧化氮、氯气、氨气等）,可使纤毛清除功能下降,黏液分泌增多,使气道防御功能下降,为细菌入侵创造条件。

（三）慢性阻塞性肺疾病有哪些表现

COPD 起病缓慢,病程较长,常常会出现以下几种表现:

1. 慢性咳嗽 常晨间咳嗽明显,夜间有阵咳或伴有排痰,随病程发展可终身不愈。

2. 咳痰 一般为白色黏液或浆液性泡沫痰,偶可带血丝,清晨排痰较多。急性发作期痰量增多,可有脓性痰。

3. 气短或呼吸困难 早期在较剧烈活动时出现,逐渐加重,以致在日常活动甚至休息时也感到气短,是 COPD 的标志性症状。

4. 喘息和胸闷 部分患者特别是重度患者或急性加重时可出现喘息。

5. 其他 晚期患者有体重下降、食欲减退等表现。

（四）慢性阻塞性肺疾病该如何处理

怀疑自己患上 COPD 了,一定要及时去医院,早发现、早治疗！急性加重期可采取抗感染治疗以及祛痰、止咳、平喘和吸氧;稳定期可根据病情,给予支气管舒张剂、祛痰药、糖皮质激素及长期家庭氧疗。COPD 患者必须配合医生,遵医嘱用药。

（五）平时可以怎样预防慢性阻塞性肺疾病

1. 戒烟是预防 COPD 的重要措施。

2. 呼吸道传染病流行期间,避免到人群密集的公共场所。

3. 潮湿、大风、严寒时,减少室外活动,避免或减少有害粉尘、烟雾或气体的吸入。

4. 根据气候变化及时增减衣物,避免受凉感冒。

5. 制订个体化训练计划,有效地进行腹式呼吸或缩唇呼吸训练,以及步行、慢跑、太极拳等运动锻炼。

6. 有 COPD 高危因素的人群应该注重加强肺功能监测,及时发现,然后做好干预。

四、糖尿病

你听过"富贵病"吗? 当你吃得好、营养过剩而活动量减少时,那就要当心了,小心这种"富贵病"找上你。

（一）什么是糖尿病

糖尿病是由遗传和环境因素共同作用而引起的一组以慢性高血糖为特征的代谢性疾病。通俗点说,也就是人体血糖水平高于正常值。由于胰岛素分泌缺乏和 / 或其作用缺陷导致糖代谢紊乱,同时伴有脂肪、蛋白质、水和电解质等代谢障碍。随着病程的延长,会出现多系统损害,导致眼、肾、神经、心脏、血管等组织慢性进行性病变,造成功能缺陷及衰竭。

（二）糖尿病有哪些表现

糖尿病通常会有以下几种表现,但要注意 2 型糖尿病多数起病隐匿,症状相对较轻,半数以上患者可长期无任何症状,常在体检时发现高血糖。

1. "三多一少" 多尿、多饮、多食和体重减轻。

2. 皮肤瘙痒 高血糖及末梢神经病变可导致皮肤干燥和感觉异常,患者常有皮肤瘙痒。女性患者可因尿糖刺激局部皮肤,出现外阴瘙痒。

3. 其他症状 四肢酸痛、麻木,腰痛,月经失调,便秘,视力模糊等。

（三）哪些人容易患糖尿病

1. 年龄 ≥ 40 岁者;

2. 有糖调节受损史者;

3. 超重或肥胖和 / 或向心性肥胖者;

4. 静坐生活方式者;

5. 一级亲属中有 2 型糖尿病家族史者;

6. 有妊娠糖尿病史者;

7. 高血压或正在接受降压治疗者;

8. 血脂异常或正在接受调脂治疗者；

9. 动脉粥样硬化性心血管疾病患者；

10. 有一过性类固醇糖尿病病史者；

11. 多囊卵巢综合征患者或伴有与胰岛素抵抗相关的临床状态者；

12. 长期接受抗精神病药物和／或抗抑郁症药物治疗和他汀类药物治疗的患者。

（四）糖尿病有什么危害

1. **急性并发症** 包括糖尿病酮症酸中毒、高渗高血糖综合征、低血糖症。

2. **慢性并发症** 糖尿病的主要危害在于慢性并发症，这已经成为糖尿病致残、致死的主要原因（图 2-2）。

（1）伤心：大血管病变是糖尿病最严重和最突出的并发症，主要表现为动脉粥样硬化，可引起冠心病、高血压等。

（2）伤眼：糖尿病视网膜病变，可导致失明。

（3）伤肾：糖尿病肾病，出现水肿、尿量异常等症状。

（4）伤神经：以周围神经病变最常见。临床常见类型为远端对称性多

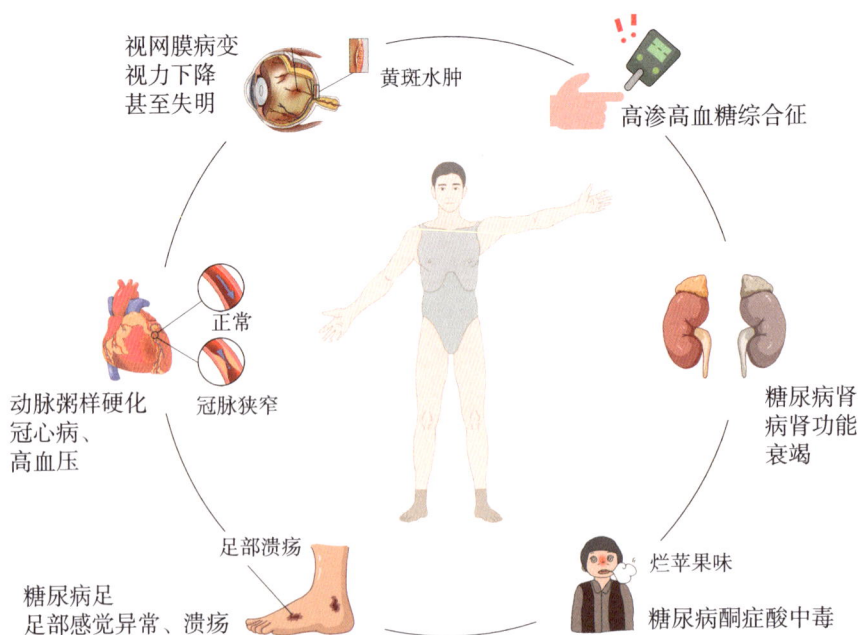

视网膜病变
视力下降
甚至失明

黄斑水肿

高渗高血糖综合征

正常

冠脉狭窄

动脉粥样硬化
冠心病、
高血压

糖尿病肾
病肾功能
衰竭

足部溃疡

糖尿病足
足部感觉异常、溃疡

烂苹果味

糖尿病酮症酸中毒

图 2-2　糖尿病并发症

发性神经病变,呈手套或袜套式对称分布,下肢较上肢严重。

(5)烂脚:轻者表现为足部畸形,皮肤干燥和发凉、酸麻、疼痛等,重者可出现足部溃疡与坏疽。

（五）糖尿病该如何处理

怀疑自己患上了糖尿病,一定要及时去医院,早发现、早诊断、早治疗!糖尿病健康管理为"五驾马车",即饮食管理、运动疗法、药物治疗、血糖监测和健康教育齐头并进,实现血糖的有效管理(图2-3)。

1. 饮食管理 目的是限制饮食中总热量的摄入,改善胰岛素的敏感性,降低血糖。原则:平衡膳食,保证营养需要;避免高糖食物、油腻食物,多吃富含膳食纤维的食物;烹调以清淡为主;定时定量,少量多餐。忌烟酒,食盐＜5g/d。良好的糖尿病饮食管理,有以下四方面要求:

(1)固定热量:根据个人的理想体重和劳动强度,制定每餐所需的热量,然后针对特定食物所含热量做换算,使每餐摄取的热量基本保持一致。

(2)均衡营养:在等热量的情况下,尽可能选择多种类别的食物,以争取全面均衡的营养。其中关键是合理安排碳水化合物、蛋白质、脂肪、维生素、矿物质、水和膳食纤维这七大营养素比例。

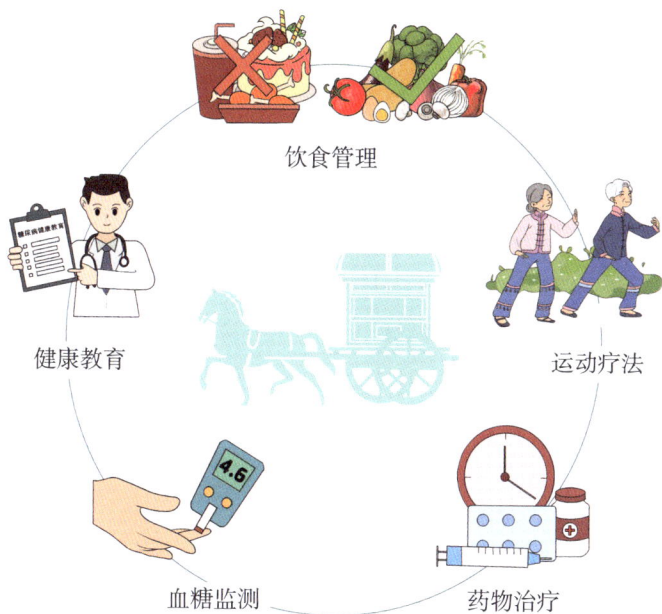

图2-3 糖尿病健康管理的"五驾马车"

（3）控制血糖：选择对血糖影响较小的食物，例如杂粮、粗粮等。

（4）改善血脂：选择较好的脂肪来源，例如菜油、豆油、橄榄油等。

2. 运动疗法　运动治疗在糖尿病的管理中占重要地位。适当的运动有利于减轻体重、提高胰岛素敏感性、改善血糖和脂代谢紊乱，还可减轻患者的压力和紧张情绪。运动治疗的原则是适量、持续性和个体化。应根据患者年龄、性别、体力、病情及有无并发症等安排适宜的活动，循序渐进，并长期坚持。

3. 药物治疗　在医生指导下，选择适合自己的降糖方案，遵医嘱用药，不可擅自增减药物剂量或停药；用药期间监测血糖，观察药物不良反应。

4. 血糖监测　为控制好血糖及防止并发症的发生，应在医生指导下定期监测血糖。

5. 健康教育　通过健康教育提高患者对糖尿病的认识，了解糖尿病的危害性以及控制血糖的重要性，加强自我监护和自我保健能力，改变不健康的行为和生活方式，并主动配合医务人员进行治疗。

五、胆结石

石头我们都见过，胆囊内的"石头"你见过吗？胆结石是胆道系统的常见病和多发病，可以比喻为——"不听话"的石头。

（一）胆结石怎么长出来的

胆囊结石是综合性因素作用的结果，任何影响胆固醇与胆汁酸磷脂浓度比例和造成胆汁淤积的因素都能导致结石形成，其主要与胆汁中胆固醇过饱和、胆固醇成核过程异常以及胆囊功能异常有关。

（二）胆结石的主要发病危险因素

油腻饮食、肥胖、脂肪肝、糖尿病、高血压、高脂血症、缺乏运动、不吃早餐和胆囊结石家族史等。

（三）胆结石有哪些表现

患了胆结石，多数患者会出现以下表现，但具体症状取决于结石的大小、位置、有无阻塞与感染等。

1. 腹痛　突发性右上腹阵发性疼痛，或持续性疼痛阵发性加剧，常向右肩背部放射，是胆囊结石的典型症状。

2. 消化道症状　常伴恶心、呕吐、食欲缺乏、腹胀等。

3. **黄疸** 常表现为皮肤和眼睛发黄,尿液颜色加深。

4. 右上腹有时可触及肿大的胆囊,可有右上腹部压痛。

（四）平时可以怎样预防胆结石

改变不健康的生活和饮食习惯,做到三餐规律,忌暴饮暴食,避免摄入过多高热量、高脂肪、高胆固醇及刺激性食物,同时宜多喝水,增加运动量,避免肥胖。

（五）胆结石该如何处理

1. **非手术治疗** 包括溶石治疗、体外冲击波碎石治疗、经皮胆囊碎石溶石等方法。

2. **手术治疗** 对于有症状和 / 或并发症的胆结石,首选手术切除胆囊。

（六）胆结石是否可以不切除胆囊

无症状胆囊结石不需积极手术治疗,可以观察和随访,但如果是以下情况,考虑手术治疗,切除胆囊。

1. 结石反复引起临床症状或结石嵌顿（卡）于胆囊颈部、胆囊管。

2. 结石数量多,且结石直径 ≥ 2 ～ 3cm。

3. 胆囊壁钙化或瓷性胆囊。

4. 伴有胆囊息肉 ≥ 1cm。

5. 胆囊壁增厚（> 3mm）即伴有慢性胆囊炎。

六、痛风

（一）引起痛风的"真凶"是什么

痛风是因为身体里一种叫做"尿酸"的东西出现代谢问题,导致血里面的尿酸持续升高,慢慢结成块,沉积在我们关节里。这就像往一杯清水里不断加盐,到后面盐不能继续溶解,从而形成结晶。如果大脚趾等单关节突发疼痛,伴有红、肿、热等感觉,有可能是尿酸盐沉积导致痛风了!

那血液里的尿酸怎么会越来越多呢? 人体内的尿酸主要通过吃进去的食物和体内分解的嘌呤化合物经肝脏代谢产生。简单概括就是:高能量食品、酒精和 / 或高果糖饮料等吃多了,身体代谢又出问题了!

（二）痛风有什么危害

痛风的危害最常见的是关节炎,如果尿酸盐在体内太多,除了大脚趾会遭罪以外,其他关节也会受影响,如脚踝、膝盖、手指等关节,可能影响劳动力,甚至导致残疾!

肾脏损害也非常可怕!肾脏是排泄尿酸的主要器官,尿酸盐结晶沉积,可能导致急性尿酸性肾病、慢性尿酸盐肾病、肾结石等。

另外,高脂血症、糖尿病、冠心病、高血压都有可能和痛风一起发生!

(三)哪些人容易患痛风

近年来,我们生活水平逐渐提高,痛风已经越来越常见,尤其是喜欢喝酒吃肉的朋友,可能早就被痛风盯上了!把痛风称为"舌尖上的痛风"一点也不为过!

另外,痛风还有以下特点:①男性比女性多发;②胖子比瘦子易发;③中青年较多;④压力大、不爱运动的人容易患痛风。

(四)平时可以怎样预防痛风

既然痛风是从舌尖来的,那还是要从吃上找方法,让我们来看看具体怎么吃(图2-4)。

1. 食物多样,限制嘌呤

(1)吃的食物品种平均每天不少于12种,每周不少于25种。

(2)可吃鸡蛋的蛋白等嘌呤含量较低的食物。

(3)尽量不吃动物内脏(如猪肝、猪腰等)。

2. 蔬奶充足,限制果糖

(1)每天吃不少于500g新鲜蔬菜(如白菜、生菜、西蓝花、西葫芦、芥蓝等),可以多吃富含维生素C的水果(如西柚、柚子等)。

(2)鼓励每天摄入300ml以上或相当量的奶及奶制品。

(3)限制含糖饮料、鲜榨果汁、果葡糖浆、果脯蜜饯等果糖含量较高的食物。

3. 足量饮水,限制饮酒

(1)如果心、肾功能正常,建议每天饮用2 000~3 000ml的水。优先选用白开水,也可适量饮用柠檬水、淡茶、无糖咖啡及苏打水。

(2)限制饮酒(包括黄酒、啤酒、白酒等),急性痛风发作、药物控制不佳或慢性痛风性关节炎的患者应不饮酒。

4. 科学烹饪,少食生冷 少盐少油、清淡膳食,减少油炸、煎制、卤制等烹饪方式,不喝浓肉汤等。

5. 吃动平衡,健康体重 可选择对关节冲击力小或无的慢跑、走路、骑自行车、太极拳、八段锦、游泳等低、中强度的有氧运动,保持健康体重。

怎么防止痛风找上我

1. 不要吃

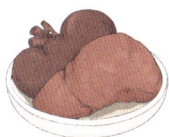
动物内脏
（肾、肝、脑等）

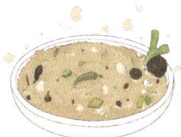
浓汤
（浓肉汤、火锅等）

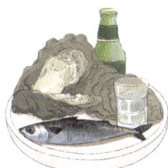
海鲜、酒类
（牡蛎、啤酒、白酒等）

2. 适量吃

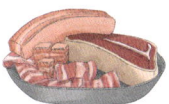
畜类
（猪、牛、羊等）

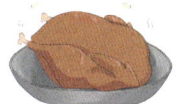
禽类
（鸡、鸭、鹅等）

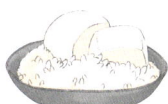
精制米面
（精白米、精白面等）

3. 放心吃

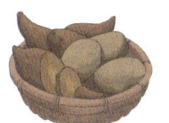
粗粮
（土豆、红薯等）

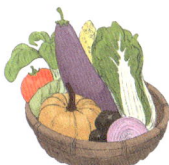
蔬菜
（所有蔬菜）

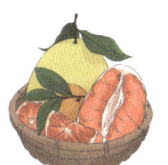
少糖水果
（西柚、柚子等）

图 2-4 痛风的饮食要求

（五）痛风该如何处理

痛风一经确诊，需要综合和长期的全程管理，包括合理饮食、适当运动及规范药物治疗等。药物治疗必须和医生配合，规律用药，尤其是降尿酸药。

治疗痛风的难题在于大家不重视，比如：

1. 不愿意体检，或者就算体检发现血尿酸高了也认为无所谓，继续吃肉喝酒。这导致痛风发病率明显上升。

2. 不规律用药　有人确诊痛风了，但只在发作的时候吃点抗炎止痛药，不痛了就停药。这是不对的！痛风是个代谢病，是个慢性病，它不是普通感冒！所以痛风了，得按照医生的要求吃药！

中医根据痛风的症状特点,认为治疗痛风首先要扶正排浊,治疗的手段一般包括中药内服、中药外敷、针刺、艾灸、刮痧、拔罐等。

此外,痛风可通过内服藏药和外治放血疗法等治疗。

七、骨关节炎

(一)什么是骨关节炎

骨关节炎是一种以关节软骨损害为主,并累及整个关节组织的慢性关节疾病,又称骨关节病、退行性关节炎等。

本病多见于中老年人群,好发于膝关节、髋关节、脊柱等部位。肥胖、关节创伤、过度负重或使用,均可增加患病风险。部分地区常因合并大骨节病、氟骨病等,导致症状更为严重。

(二)骨关节炎有哪些表现

1. 关节疼痛　为常见首发症状。初期为轻中度疼痛或间断性隐痛,休息后好转,活动后加重。疼痛常与天气变化、潮湿受凉等因素有关。

2. 关节晨僵　早上起来感觉关节有僵硬感,活动后会缓解,持续时间常为几分钟至十几分钟,一般不超过 30 分钟。

3. 关节肿胀　有时会出现关节周围的轻度肿胀或膨胀感。

4. 关节变形　随着疾病的发展,关节可能会发生结构性的损伤,例如软骨磨损、骨刺形成和关节囊肥大等,导致关节形状和外观的改变。

5. 关节响声　骨性关节炎患者在关节运动时可能会听到关节发出的响声,如嘎吱声或咯嗒声。这是关节表面摩擦或骨刺摩擦引起的。

6. 功能受限　由于关节疼痛、僵硬和结构损伤,患者的关节功能可能受到明显影响,使他们在进行日常活动时感到困难,如行走、爬楼梯和握持物品等(图 2-5)。

(三)如何自我识别骨关节炎

以膝关节为例,如果年龄处于 40～50 岁,有疼痛、关节晨僵、关节响声 1 个月以上,可以先按照以下方法进行膝关节的初步检查。

1. 髌骨摩擦试验　膝关节伸直,股四头肌放松,一手托膝窝以对抗,另一手向下按压髌骨紧贴股骨髁部,做上下左右磨动,观察是否有疼痛或摩擦感,有则为阳性。

2. 挺髌试验　膝关节伸直,股四头肌放松,将髌骨推向足侧并加压于髌骨之上,再令被检者收缩股四头肌,被检者感觉疼痛即为阳性。

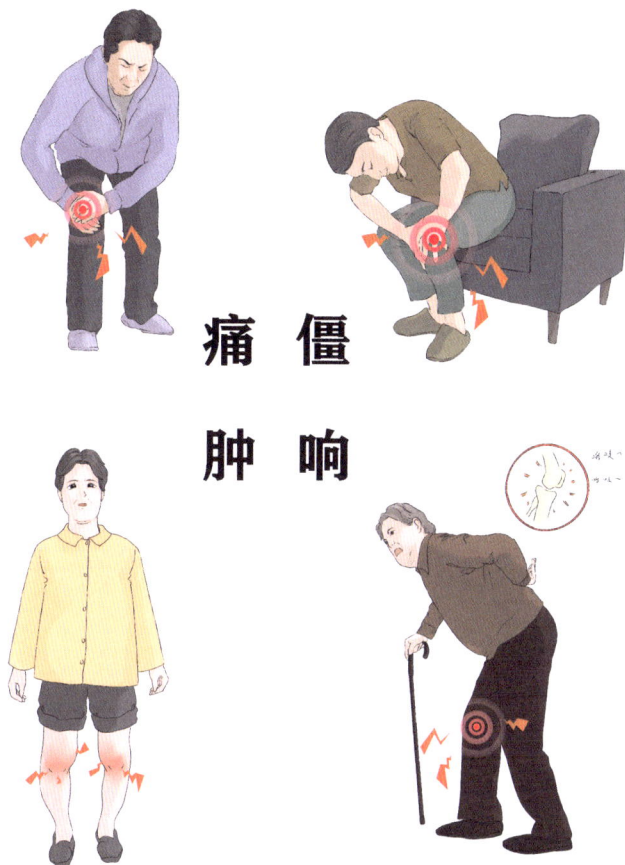

痛 僵

肿 响

图 2-5 骨关节炎的表现

　　如果上述两个检查出现阳性,建议咨询医生进行专业评估。医生将通过详细的病史询问、体格检查和必要的影像学检查来确定你是否患有骨关节炎,并制定适当的治疗计划。自我判断虽然有一定参考价值,但最终确诊还需要通过医生的专业评估。

　　(四)骨关节炎该如何处理

　　1. 适度活动　适当的运动对骨关节炎极其重要,比如散步、游泳,这些都会帮助关节灵活起来,并减轻疼痛。保持关节活动,但切忌活动过量,避免给关节造成不良影响。

　　2. 控制体重　如果你的 BMI 指数(身体质量指数)超标或有家族肥胖史,请不要让你的关节负载过重。通过合理饮食、体育锻炼来控制体重,可以减轻关节的负担,多一点轻盈,多一份舒适。

3. 改善姿势　坐、站、走的姿势都对关节有影响。所以,别整天懒洋洋的,要时刻保持正确的姿势,这样可以减少骨关节炎的出现。

4. 关节保暖　注意关节的保暖,即使在夏天也不要暴露关节,比如穿短裤,更不能贪凉快而长时间使用空调或风扇,冬天可适当佩戴温暖的护具。

5. 药物治疗　如果疼痛严重影响日常生活,就需要借助药物的力量。研究表明,适当补充钙剂以及硫酸氨基葡萄糖等有缓解骨关节炎发展的作用。但要记住,药物一定要在医生的指导下使用,切勿乱来!

第二节　常见传染病防治

一、艾滋病

（一）什么是艾滋病

艾滋病,全称为获得性免疫缺陷综合征（acquired immunodeficiency syndrome, AIDS）,是由人类免疫缺陷病毒（HIV）引起的一种病死率极高的恶性传染病。

免疫力是人体的"防御城墙",是抵御疾病的重要防线。艾滋病对人的致命危害就是摧毁人体免疫力这道"防御城墙",导致人体在没有免疫力或免疫力低下情况下出现多种不可治愈的感染和肿瘤,最后导致患者死亡。

（二）艾滋病有哪些表现

HIV侵袭人体后,患者在急性感染期常有发热、皮疹、淋巴结肿大、乏力、出汗、恶心、呕吐、腹泻、咽炎等症状,症状常较轻微,容易被忽略。当这种发热等全身不适症状出现5周左右,血清HIV抗体可检测出呈现阳性反应。

艾滋病的最终阶段,一般会出现严重的细胞免疫缺陷,发生各种致命性机会性感染,或发生各种恶性肿瘤,发病后病死率很高。

（三）艾滋病是如何传播蔓延的

艾滋病有三种传播途径:血液传播、性传播和母婴传播。人们可能通过接触带有病毒的血液、精液、阴道分泌液、乳汁而感染艾滋病(图2-6)。

性传播是我国新发艾滋病的主要感染途径,尤其是不安全性行为。男性同性性行为已经呈现艾滋病高流行态势,不固定性伴侣性行为、有偿性行为等也容易传播艾滋病。

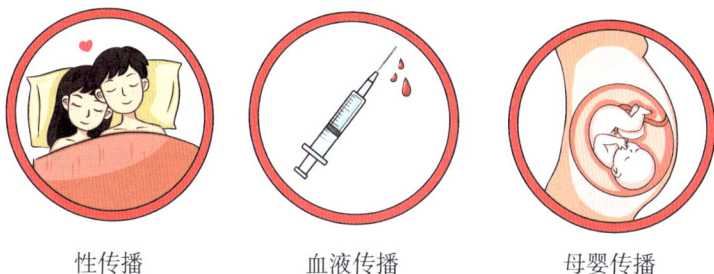

性传播　　　　血液传播　　　　母婴传播

图 2-6　艾滋病的传播途径

近年来,15 ~ 24 岁青年学生及 50 岁以上人群 HIV 感染率在持续增长,这两个高增长人群的共同特点是缺乏相关健康知识和自我保护意识。

(四)平时可以怎样预防艾滋病

1. 做好自己健康第一责任人　要增强自我保护意识与技能,正确使用避孕套。

2. 远离毒品　与艾滋病感染者共用针具吸毒会使病毒通过污染的针具传播,要增强对毒品的警惕性,远离毒品。

3. 不共用侵入性工具　使用消毒不严格的被病毒污染的纹眉、打耳洞、拔牙等工具也有造成艾滋病传播的可能。如确实需要纹眉、打耳洞、拔牙等,一定要到正规医疗机构进行,并使用一次性或严格消毒的工具。

4. 检测与治疗　非常重要的一点! 一旦发生不安全性行为等容易感染艾滋病的高危行为后,应及时到指定医院咨询和检测,并在医生指导下进行暴露后预防用药! 有关法律规定,医疗机构及其医务人员应当对患者的隐私保密。

全国艾滋病咨询检测点信息详见下面网址:

http://ncaids.chinacdc.cn/fazl/jcjg_10287/zyzxjcmz/

(五)哪些行为不会传染艾滋病

艾滋病虽然很可怕,但其实这种病毒的传播力并不是很强。它不会通过我们日常的活动来传播,也就是说,我们不会经握手、拥抱、共同进餐、共用学习用品或办公用品、共用卫生间、蚊虫的叮咬而感染,甚至照料 HIV 感染者或艾滋病患者都没有关系(图 2-7)。

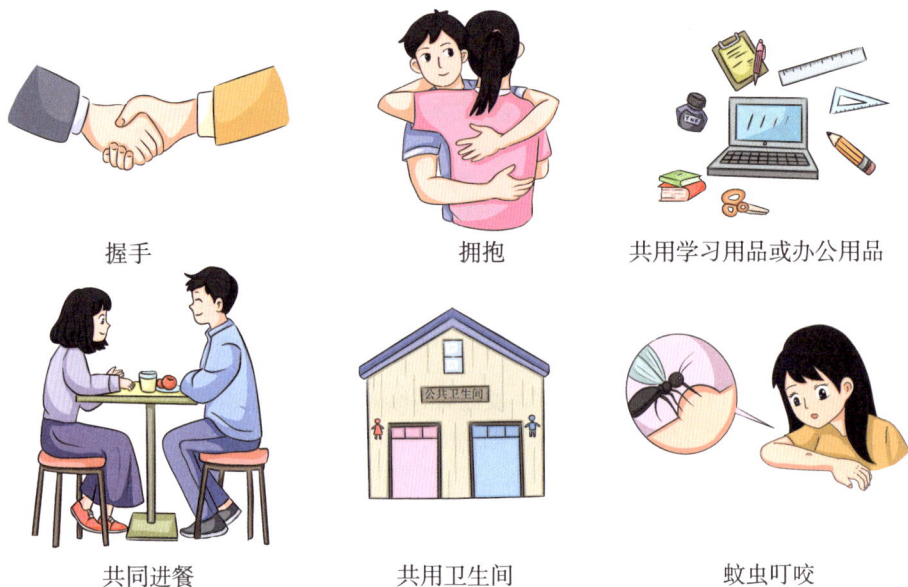

握手　　　　　　　　拥抱　　　　　共用学习用品或办公用品

共同进餐　　　　　共用卫生间　　　　　蚊虫叮咬

图 2-7　不会传播艾滋病的行为

(六)温馨提示

1. HIV 感染者和艾滋病患者应得到理解和关怀,反对歧视 HIV 感染者和艾滋病患者。

2. 故意传播艾滋病要承担法律责任。

3. HIV 感染者和艾滋病患者在得知感染病毒后应主动告知性伴侣或配偶。

二、肺结核

(一)什么是肺结核

平时我们有咳嗽、咳痰,一般都觉得没什么大问题,认为可能就是普通感冒,过几天就好了。但是,如果咳嗽、咳痰超过 2 周,或痰里带血或咯血,那就需要引起注意了。这得怀疑是不是患上了肺结核。

肺结核是由结核分枝杆菌引起的,发生在肺部的结核病变。老百姓常称其为"肺痨",是当今严重危害我国公众健康的慢性呼吸道传染病。

（二）肺结核有哪些表现

肺结核一般起病缓慢，有些人可能没有明显的症状，做了一些检查后才发现患病了。有些感染肺结核的人群，可能会出现咳嗽、咳痰超过2周，或痰中带血，或咯血，或胸痛，以及全身没力气、体重下降、没食欲、潮热盗汗（午后或者夜间出现低热出汗，但是醒来后就不出汗了）等症状（图 2-8）。

肺结核的主要症状

咳嗽、咳痰两周以上；痰中带血；有的人会低烧、盗汗、胸痛、食欲差、疲乏和消瘦等。

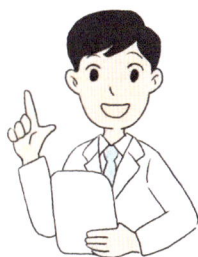

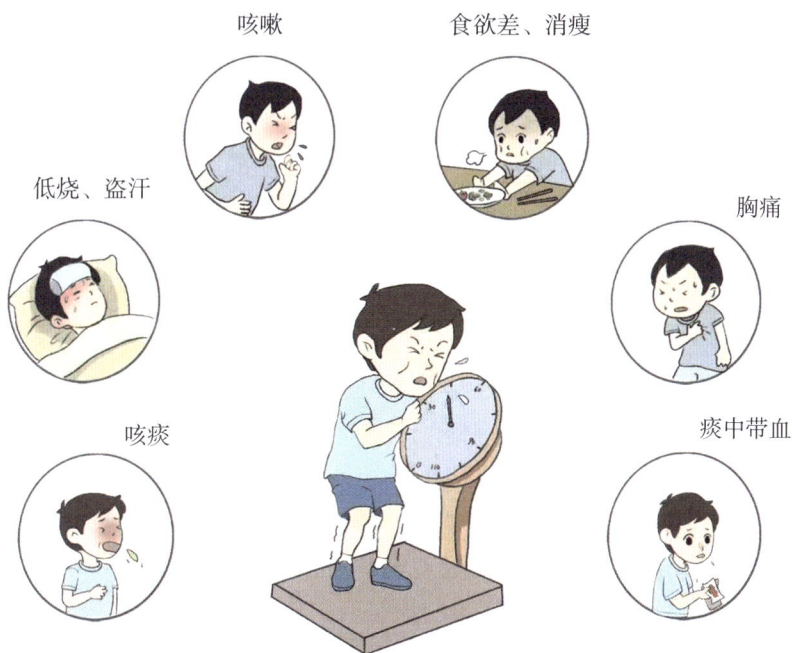

咳嗽

食欲差、消瘦

低烧、盗汗

胸痛

咳痰

痰中带血

图 2-8 肺结核的表现

总之,当出现上面这些肺结核疑似症状时,我们应该引起重视。因为肺结核如果不及时治疗,会影响我们的健康、工作、生活,严重时会危及生命,同时还有可能传染家人及朋友。

因此,如果怀疑感染了肺结核,一定要赶紧去医院就诊。

(三)哪些人容易感染肺结核

假设我是一个肺结核患者,那我打喷嚏、咳嗽、咳痰或大声说话时,喷出来的唾沫星子(医学称为飞沫)里就可能含有结核分枝杆菌,健康人可能因吸入带菌的飞沫而受到感染。

此外,居住在结核病高发地方的人群、年龄较大的人群、使用糖皮质激素及免疫抑制剂的人群、特殊慢性疾病如糖尿病及尘肺等人群、肾透析患者、HIV感染者等也容易感染肺结核。

因此,大家平时要注意个人防护。

(四)肺结核该如何处理

如果不小心感染了肺结核,我们也不要特别害怕,这个病是可防可控可治的。我们要做的是在医生指导下坚持治疗,不要让更多人感染这个病。目前抗结核治疗原则是"早期、联合、适量、规律、全程"。

坚持全程规律服药,是治疗成功的关键,这个一定要记住!好比种庄稼一样,不到一定季节,农作物不会成熟,所以自己千万不能擅自停药。

另外,在医生指导下定期复查相关指标,比如痰涂片或痰培养、胸部影像学检查、生化指标、心电图、耐药性检查等,才能更好地了解治疗效果,是否治愈、是否可以停药等问题一定要听从专业医生的安排。

肺结核属于中医"肺痨"的范畴,是一种消耗性的疾病,治疗上以滋阴为主,根据不同的证候进行辨证论治,可辅以降火、补气、温阳等治法。

另外,日常饮食要得当。日常饮食上需保证摄入足够能量及优质蛋白,多吃瘦肉、禽肉、水产品、蛋、奶制品、大豆制品等,多吃新鲜蔬菜及水果。饮食种类多样,少量多餐,少吃辛辣刺激及油腻食物。

(五)平时可以怎样预防肺结核

1. 卡介苗,这是我们每个人出生后的第一针疫苗,一般在出生后24小时内接种。卡介苗对预防儿童粟粒型结核和结核性脑膜炎有着较好的效果。

2. 当有肺结核疑似症状时,及时去医院就诊,及时发现和彻底治愈结核病,防止将结核菌传播给其他人。这是目前最重要的防控手段。

3. 若为结核分枝杆菌潜伏感染者,要在医生指导下进行结核病预防性治疗。

4. 如果患者居家隔离治疗,则家属都要做好防护,监督患者规范用药,定期让患者复查。

5. 养成健康的生活习惯,比如在人员密集场所佩戴口罩,不随地吐痰,咳嗽或打喷嚏时要用纸巾、手帕或者用手肘部遮掩口鼻。居室每天保持至少 2 ～ 3 次通风,且每次通风时间不低于 30 分钟等。

三、病毒性肝炎

(一)什么是病毒性肝炎

生活中有的朋友会问:医生,前两天我接待了个朋友,和他握了手,一起吃了饭,他说他是肝炎患者,我会不会也得肝炎?

专家的回答是:肝炎分很多种,如果是甲肝患者,有可能;如果是乙肝患者,那概率很小;生活中除了这两种肝炎,还有很多种呢。

病毒性肝炎可分为甲、乙、丙、丁、戊型,是由多种肝炎"病毒"引起的以肝脏损害为主的常见传染病。各型病毒性肝炎临床表现相似,急性期以疲乏、食欲减退、肝大、肝功能异常为主,部分病例出现黄疸;慢性感染者可症状轻微,甚至无任何临床症状。

(二)如何自我识别病毒性肝炎

若出现以下症状,需考虑是否患上了病毒性肝炎:精神不佳、食欲不振、恶心厌油、腹胀、呕吐、黄疸、反复出现轻度或中度发热、肝区不适。少数病情严重者可能会在大拇指和小拇指根部出现充血斑,按压可变白(肝掌),或者可能会在皮肤表面出现暗红色的蜘蛛痣。

(三)病毒性肝炎是如何传播蔓延的

甲肝和戊肝是通过粪 - 口途径传播。如甲肝、戊肝患者的粪便污染了饮用水源、食物之后,普通人食用了被污染的食物、饮用水等,就会造成甲型肝炎和戊型肝炎的传播。

乙肝和丙肝传播途径:血液传播、性传播和母婴传播。如:输入被病毒污染的血液及血液制品;使用未经严格消毒的注射器和针头(如注射毒品等)、侵入性医疗或美容器具(如文身、穿耳孔等);共用剃须刀和牙刷;与感染者进行无保护性行为(如不戴避孕套);携带病毒的孕产妇可将病毒传染给新生儿。乙肝和丙肝病程复杂,迁延成慢性后可发展为肝硬化或肝癌。

丁肝的传播途径与乙肝相似。丁肝病毒需要与乙肝病毒同时或在乙肝病毒感染的基础上才能被感染(图 2-9)。

病毒性肝炎

HAV 甲肝病毒	HBV 乙肝病毒	HCV 丙肝病毒	HDV 丁肝病毒	HEV 戊肝病毒

粪—口途径传播

餐具

水

食物

患者和隐性病毒
感染者粪便

健康人群

甲肝、戊肝

注射器

打耳洞

文身

母婴

输血

性传播

乙肝、丙肝 先——后 丁肝

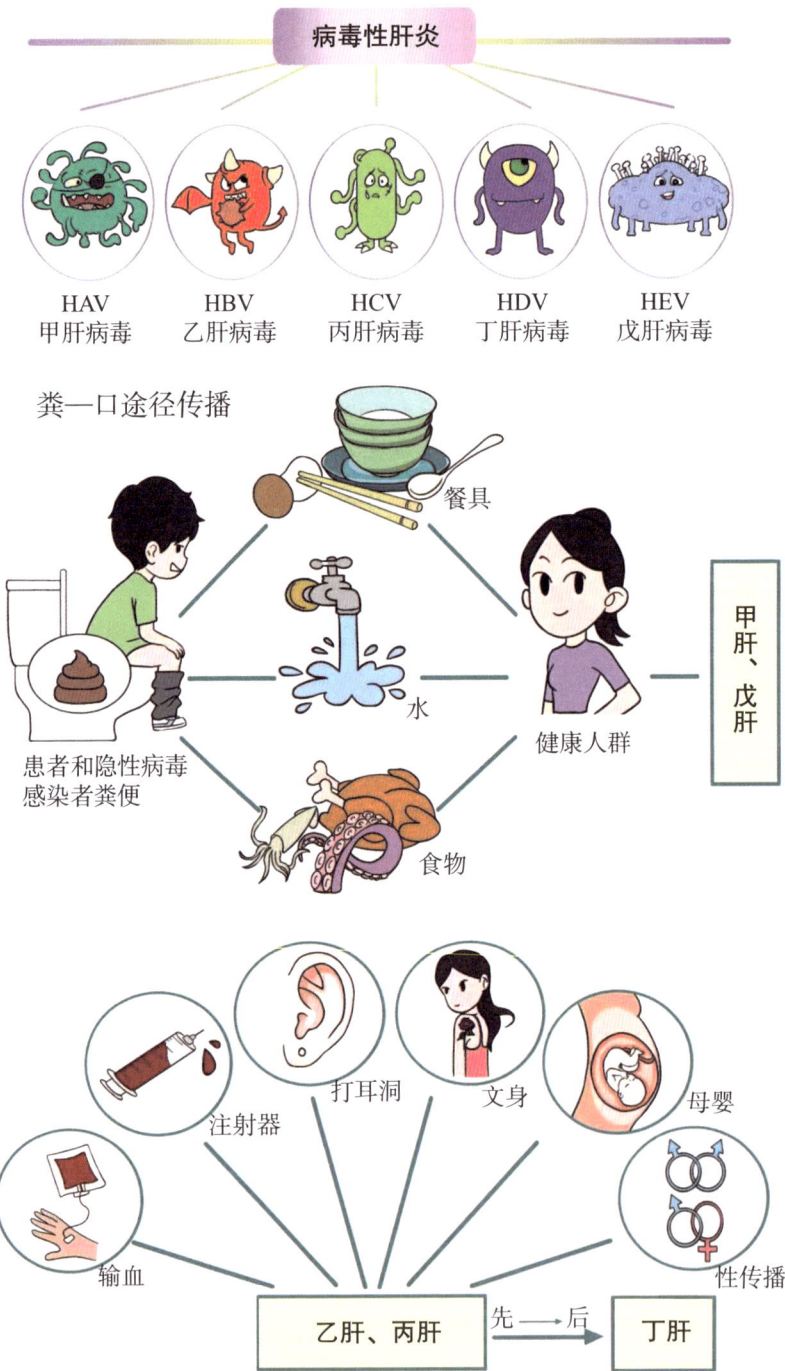

图 2-9 病毒性肝炎的传播途径

（四）病毒性肝炎该如何处理

病毒性肝炎患者应遵从医嘱,进行规范化治疗。

1. 甲肝和戊肝　绝大多数是急性病毒性肝炎,经及时规范治疗,多数患者半年内可完全康复。建议患者养成良好的个人卫生习惯,饭前便后洗手,不吃生食,不饮生水;多卧床休息,补充维生素,食用易消化的高蛋白食物,少量多餐;肝功能异常者保肝治疗。接种甲肝疫苗、戊肝疫苗可有效预防甲肝和戊肝。

2. 乙肝　分为急性乙型肝炎和慢性乙型肝炎。多数急性乙型肝炎可以完全治愈,部分会转为慢性肝炎。经规范的抗病毒治疗,可延缓和减轻肝脏损害,阻止肝硬化、肝癌及其并发症的发生。接种乙肝疫苗是预防乙肝安全、有效的措施。

我国实施新生儿免费接种乙肝疫苗。除新生儿外,成年高风险人群如医务人员、经常接触血液及血液制品人员、托幼机构工作人员、免疫功能低下者、职业易发生外伤者、乙肝病毒表面抗原阳性者的家庭成员、男性同性性行为者、有多个性伴者或注射吸毒者等也应该接种乙肝疫苗。

3. 丙肝　容易转为慢性,经过规范全疗程的抗病毒治疗,绝大多数患者可治愈。临床上需检测 HCV 抗体、HCV-RNA,如 HCV-RNA 阳性需要抗病毒治疗,治疗药物为干扰素、利巴韦林。目前尚无丙肝疫苗,但采取有效措施切断传播途径,可有效预防丙肝。

4. 丁肝　分为急性丁型肝炎和慢性丁型肝炎。对急性丁型肝炎,主要针对患者的具体症状进行治疗,如降温、止吐、护肝等。对慢性丁型肝炎,主要采取抗病毒治疗措施。抗病毒治疗能够降低传染性,改善肝功能,延缓疾病进展。

（五）平时可以怎样预防病毒性肝炎

拒绝毒品;杜绝非法采血、供血;避免不必要的注射、输血和使用血液制品;到正规的医疗卫生机构进行注射、输血和使用血液制品,不与他人共用针具或文身、穿刺等工具,不与他人共用剃须刀、牙刷等可能引起出血的个人用品;正确使用避孕套,避免不安全性行为等,可大幅减少感染病毒性肝炎的风险。

所有病毒性肝炎患者应避免酗酒、吸烟、不合理用药等加重肝脏损害的行为。建议患者可结合中医中药、藏医藏药、针灸推拿等方式共同进行治疗,也可通过加强锻炼,如太极拳、八段锦等,以增强体质,尽早康复。同时患者应树立信心、保持耐心、遵从医嘱、积极配合治疗,并坚持定期检查,以确保治疗效果。

常见地方病防治

一、大骨节病

（一）什么是大骨节病

大骨节病,顾名思义,就是骨关节变大的一种病。它是一种慢性、地方性软骨关节畸形病,分布在包括四川在内的 14 个省（自治区、直辖市）,主要侵犯儿童与青少年的骨与关节系统导致发育障碍,出现关节增粗、疼痛、肌萎缩和运动障碍。

（二）哪些因素可能会导致大骨节病

目前,关于为什么会患大骨节病,国际上还没有研究清楚,也就是发病原因尚未完全明了。但是,通常来说主要包括以下三个方面:①生物地球化学学说（土壤中低硒说）;②饮水有机物污染学说（黄腐酸说）;③粮食镰刀菌毒素中毒学说（T_2 毒素说）。

（三）大骨节病有哪些表现

大骨节病表现为患者四肢关节疼痛、增粗、变形、活动受限,肌肉萎缩;严重者出现短指、短肢,甚至矮小畸形,可有下蹲困难,蹒跚步态状如"鸭步"（图 2-10）。

根据病情严重程度可分为三度:

Ⅰ度:出现多发性、对称性手指关节增粗,有其他四肢关节增粗、屈伸活动受限、疼痛、肌肉轻度萎缩。

Ⅱ度:出现短指（趾）畸形。

Ⅲ度:出现短肢和矮小畸形。

（四）平时可以怎样预防大骨节病

大骨节病防治是我国地方病防治的一项重要工作。对大骨节患者进行重点预防,开展建档立卡,并持续跟踪管理。国家层面预防措施包括补

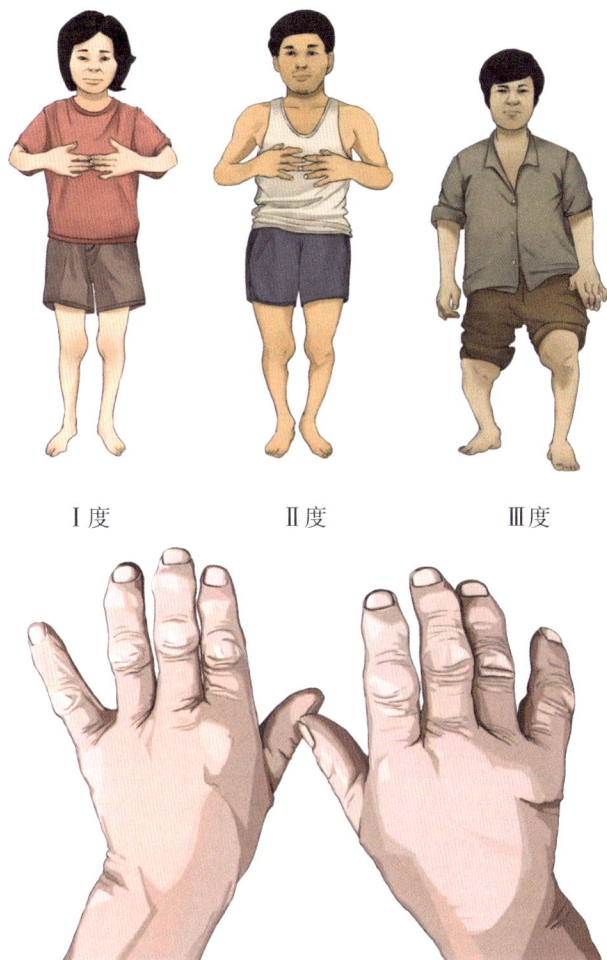

Ⅰ度　　　　　　　Ⅱ度　　　　　　　Ⅲ度

图 2-10　大骨节病表现

硒、改水、换粮、搬迁、异地育人等多种措施。在党和政府的领导下,经多个部门半个多世纪不懈努力,2022 年 9 月以来,全国范围内无新发大骨节病例,大骨节病防治取得阶段性胜利。

　　当前,虽然大骨节病无新发病例,但防治工作仍旧不能松懈,重点工作在于持续做好预防工作。预防大骨节病,应做到:

　　1. 注意饮食饮水安全　不食用病区自产粮食,不饮用病区生水。

　　2. 膳食多样化　不挑食偏食,膳食平衡,合理搭配,补充微量元素。膳食以谷类为主,应包括谷薯类、蔬菜、水果、畜、禽、鱼、蛋、奶和豆类食物,平均每天摄入 12 种食物,每周 25 种以上。

3. **增强体质** 保持个人卫生,注意保暖,积极锻炼身体,提高对致病因子的抵抗力。

4. **主动预防** 最为重要的是,定期主动参与疾控中心开展的 X 线等筛查工作,做到早发现、早干预,从根本上将大骨节病扼杀在萌芽阶段。

（五）大骨节病该如何处理

若疾病已经发生且导致关节发生变形,治疗重点在于缓解临床症状,延缓其发展,提高大骨节病患者生活质量。治疗方法一般包括服药、理疗及手术 3 种,必须在医生的指导下规范治疗。

1. **服药** 中（藏）药与西药都有很多针对性治疗大骨节病的药物,在使用过程中一定要听医生的话,不要随便吃药。尤其是止痛药,对胃肠道刺激很强,可能导致胃痛、胃溃疡等并发症。

2. **理疗** 安全简便,疗效明确。中医疗法常可选用针灸、推拿、拔罐、刮痧等;藏医疗法可选用火灸、放血等治疗;现代康复运动疗法也具有明确疗效。

3. **手术** 若症状持续加重或者是Ⅲ度患者,严重影响生活的,可以进行手术治疗。术后注意及早进行康复,以促进更快恢复。

总之,现在大骨节病的防治取得重大成绩,得益于党的政策,我们的孩子几乎不会再患该病。大骨节病患者也需树立信心,积极配合治疗,以改善症状。

二、包虫病

（一）什么是包虫病

包虫病是一种严重的人畜共患寄生虫病,主要是通过食用被污染的食物或水后感染了一类棘球绦虫幼虫所致的慢性寄生虫病。包虫病是一类疾病,而不是一个疾病,其潜伏期高达 10 ～ 20 年,甚至更长,严重危害人类健康。

（二）哪些因素可能会导致包虫病

狗是包虫病的主要传染源。包虫卵会随狗排出的粪便污染土壤、草地、水源、狗的皮毛及活动场所,牛、羊吃了被污染的草或水时,会感染生病成为中间宿主。若不注意个人饮食和生活卫生,随意接触患病的狗等,或者误食被污染的水、食物等,甚至到被污染的场所,吸入含虫卵的空气,这些虫卵就会钻入体内,产生包虫囊肿,进而发展为包虫病。

若狗吃了被感染的牛羊尸体,又会产生并排出大量的虫卵。周而复始,造成了包虫病在牧区广泛传播和扩散蔓延。

（三）包虫病有哪些表现

该病潜伏期长,早期无明显症状,而随着囊肿的增大压迫周围的肝、肺、脑、肾等器官时,会出现不同的临床症状。

1. 肝包虫病　肝部不适,可触及肿块,并出现上腹隐痛、食欲减退、腹胀、消瘦等。严重者出现黄疸、腹水、门静脉高压等情况。

2. 肺包虫病　出现胸痛、咳嗽、咯血,甚至咳出大量带有粉皮样物质的液体等情况,少数患者可并发胸腔积液。

3. 脑包虫病　主要表现为头痛、癫痫发作,以及单侧肢体无力的神经功能障碍症状。

4. 肾包虫病　出现腰部疼痛和包块,甚至血尿等。

此外,部分患者可伴随发热、皮疹、恶心、呕吐、腹痛以及支气管痉挛等症状。

（四）包虫病该如何处理

在牧区或者该病流行地区有过生活史的患者,如果肝脏、肺脏等器官出现不适情况,例如疼痛、可触摸到的包块、咳嗽,特别是咳出大量带有粉皮样物质的液体等,应及时就医并进行相应治疗。

包虫病发病慢,病程长,缠绵难治,其治疗通常包括服药、手术等方法。部分包虫病,可以通过早期有效治疗达到治愈的目的。在治疗过程中必须严格遵医嘱,定时、定量、按疗程用药,并定期复诊,检查疾病恢复情况,防止旧病复发。若治疗不及时或者手术不彻底,留有虫卵,则容易复发。因此,又被称为"虫癌"。

（五）包虫病患者的日常生活管理注意事项

1. 运动　在疾病恢复期间应多注意休息,待病情稳定之后,可适当进行体育锻炼,提高身体抵抗力。

2. 饮食　包虫病患者大多伴有营养不良,患病后食欲下降。饮食以主食为主,可每日进食6～8次清淡易消化的主食,如米糊、稀饭、较软米饭、馒头、面条等。在此基础上增加蛋白质摄入,如各类肉、蛋、奶及豆制品等;同时,注意蔬菜水果的补充。种类多样化,避免单调重复,注意食物搭配,少食多餐。

3. 生活习惯　合理安排作息时间,创造安静舒适的休息环境,保证充足睡眠。

（六）平时可以怎样预防包虫病

1. 家中养狗者,不用牛羊内脏等喂狗,定期给狗驱虫。

2. 不随意接触狗或其他野生动物。

3. 病死的动物,如牛、羊、狗、田鼠、兔等,需及时深埋、焚烧等无害化处理,避免虫卵污染环境、草原、水源。

4. 注意个人卫生,勤洗手,避免手部被污染。

5. 注意饮食卫生,不吃生食,避免食用被虫卵污染的食物和水。

6. 定期检查身体,若有不适者,及时就医(图 2-11)。

三、地方性氟中毒

（一）什么是地方性氟中毒

地方性氟中毒是在特定的地理环境中发生的一种地球化学性疾病。它是在自然条件下,人们长期生活在高氟环境中,主要通过饮水、食物等介质摄入过量的致病因子氟,而导致的全身慢性蓄积性中毒。

（二）氟存在于哪里

氟在自然界中分布广泛,地下水中含氟量较地表水高,空气含氟较低。各种食物都含有不同浓度的氟,叶类蔬菜氟含量较果实类高,粮食氟含量一般高于瓜果类,动物性食物高于植物性食物。燃烧高氟煤取暖、做饭和烘烤粮食可引起室内空气和粮食的氟污染。砖茶中氟含量很高,一般在 100mg/kg 以上。

（三）氟对我们有益还是有害

氟对人体健康具有双重作用,适量的氟是人体必需的微量元素,而长期大量摄入氟可引起氟中毒。

1. 氟是构成骨骼和牙齿的重要组成部分 适量氟对参与钙磷代谢的酶活性有积极影响。牙齿中含有较高浓度氟,对增强牙齿机械强度有一定意义,有一定的防龋齿作用。

2. 氟可以促进生长发育和生殖功能 人类由于从环境中容易得到所需氟,一般不存在严重的缺氟问题。

3. 氟对神经肌肉的作用 氟可以间接提高神经肌肉兴奋性以及肌肉本身的供能效果。

4. 其他 氟对人体生殖系统、造血功能有一定的影响。

预防包虫病从良好的卫生习惯开始

这个肠子给你吃吧！ 不行！！

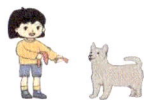

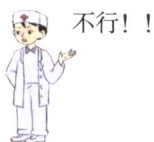

（1）不用生的牛羊内脏等喂狗。

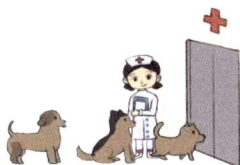

（2）定期给狗驱虫。

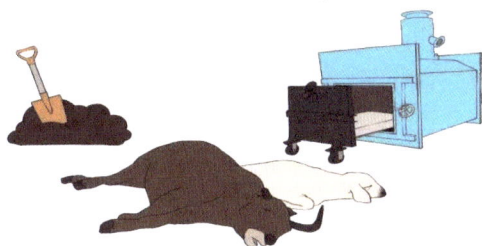

（3）病死的牛羊与狗需及时深埋、焚烧等无害化处理，避免虫卵污染环境、草原、水源。

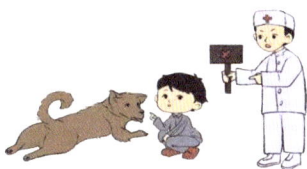

（4）在流行区内不随意接触狗或其他野生动物。

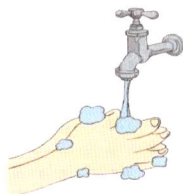

（5）注意个人卫生，勤洗手，避免手部被污染。

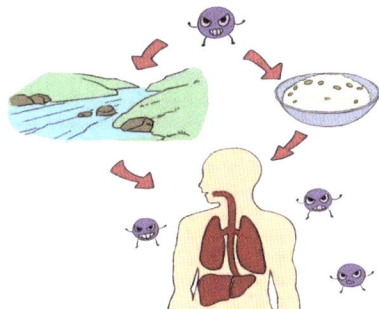

（6）注意饮食卫生，不吃生食，不喝生水，避免食用被虫卵污染的食物和水。

图 2-11　包虫病的预防

（四）地方性氟中毒有哪些表现

临床上主要表现为牙齿和骨骼的改变。

1. 牙齿 牙齿损伤的表现称氟斑牙，主要症状如下。

（1）釉面光泽度改变：失去光泽，可见白垩样线条、斑点、斑块等。

（2）釉面着色：釉面出现不同程度的颜色改变，浅黄、黄褐乃至深褐色或黑色，俗称"大黄牙"。

（3）釉面缺损：缺损的程度不一，轻者缺损仅限于釉质表面，严重者缺损可发生在所有的牙面，包括邻接面，以致破坏了牙齿整体外形。

2. 骨骼 以骨骼损伤为主要临床表现的称氟骨症，主要症状如下。

（1）疼痛：最常见的自觉症状。通常从腰部开始，疼痛呈持续性，多为酸痛，活动后可缓解，晨起明显，重者可出现刺痛或刀割样痛。

（2）神经症状：部分患者除疼痛外，还有可能出现如肢体麻木、蚁走感、知觉减退等感觉异常。

（3）肢体变形：病情严重时会出现关节活动受限、关节畸形、驼背等。

（4）其他：不少患者可有头痛、头昏、心悸等神经衰弱表现。也可有恶心、呕吐、食欲不振、腹胀等胃肠功能紊乱的症状。

（五）地方性氟中毒有哪些病区类型

1. 饮水型病区 由饮用高氟水引起的，是最主要的病区类型。氟中毒患病率与饮水中的氟含量呈正相关。长期饮用高氟水也是地方性氟中毒的最主要致病原因。

2. 燃煤污染型病区 燃用高氟煤做饭、取暖，敞灶燃煤、炉灶无烟囱，并用煤火烘烤粮食、辣椒等，可严重污染室内空气和食品。该病区即是由吸入污染的空气和摄入污染的食品而引起的。

3. 饮砖茶型病区 由长期饮用含氟过高的砖茶而引起，当地饮水及食物中氟含量不高。

（六）地方性氟中毒该如何处理

1. 控制来源 减少环境中和生活中氟化物的过量摄入，通过改水、除氟或改灶防氟等措施，把环境介质中的氟含量控制在国家规定的标准范围内。

2. 减少机体对氟的吸收 利用某些元素或药物，比如钙和氢氧化铝与氟的亲和力，使其与氟离子相结合，形成新的难溶性盐而不能被机体吸收。

3. 促进体内氟的排泄 机体内的氟主要由肾排出体外,某些药物能促使氟从机体中排泄。

4. 改善生活条件,增强机体抵抗力 在开展治疗的同时,注意改善患者的生活条件,补充必要的营养,对提高机体的抵抗力和巩固疗效均有一定的作用。

5. 对症治疗 针对患者骨关节疼痛、失眠、消化不良等症状,予以对症治疗。

(七)平时可以怎样预防地方性氟中毒

1. 饮水型病区 选用新的氟含量适宜的水源和采取饮水除氟,使水氟含量降到适于饮用的范围。

2. 燃煤污染型病区 炉灶密闭,设炉盖和烟囱;厨房与居室应完全隔离。改变取暖方式,改变燃料结构,减少氟的产生,加强换气等。

3. 饮砖茶型病区 选择低氟砖茶,加强健康教育工作。

4. 综合治理 改善生态环境;改善膳食结构,加强合理营养;改善劳动条件,保护特殊人群,加强宣传教育等。

第三章

常用的保健技术

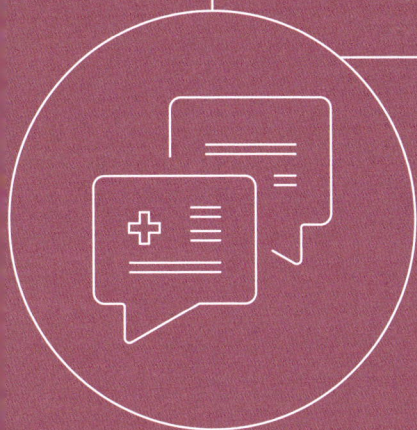

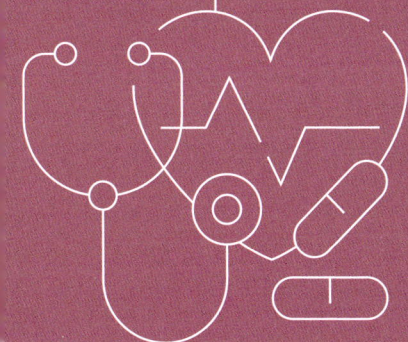

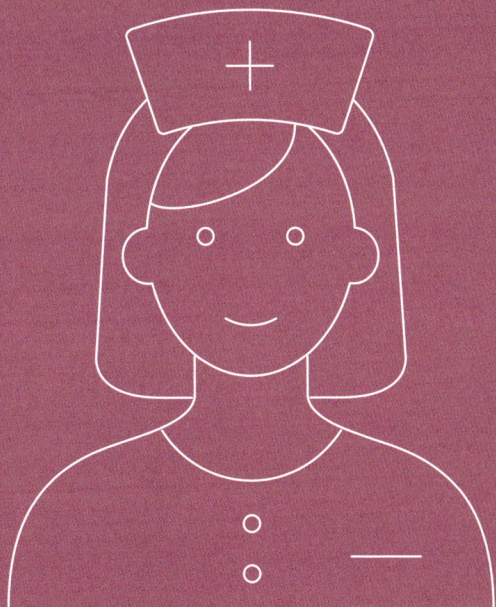

概 述

一、中医养生保健的优势

1. 防治结合　中医强调整体观念,通过调理身体的平衡来促进健康,不仅治疗疾病,还能预防疾病,提高生活质量。

2. 材料易得　大部分药物和养生食材,都是日常生活中常见的东西,方便获得。

3. 效果显著　中医注重平衡人体内外环境,通过养成良好的生活习惯和调节情绪,增强身体的抵抗力,调节机体功能,对失眠、慢性疼痛有显著效果。

4. 经济省钱　中医可以通过调整饮食、锻炼、按摩等简单的方式进行,为大部分人提供经济实惠的治疗选择。

二、中医学特点

（一）整体观

整体观认为事物是统一的、完整的、相互联系的、密不可分的。在中医看来,人是一个整体,并且人与自然、社会环境也是统一的。

1. 人自身是一个整体　人的各个组成部分之间不可分割,比如皮连着肉、肉连着骨等;同时,各组成部分所发挥的作用也是相互联系、相互影响的。比如我们摄取食物,通过牙齿咀嚼、胃的储容和初步消化、小肠的进一步消化并吸收,最后大肠排泄废弃之物,多个组成部分最终完成食物在身体的全部代谢过程。

2. 人与自然环境是一个整体　人与自然环境也是密切联系、相互影响的,即所谓"天人相应"。自然界中昼夜、四季的更替,寒、热、雨、风的变化,必然会直接或间接地影响人体。当气候变化异常,或非时之气,以及气候变化过于急骤等超过了一定的限度,机体不能与之相适应就会导致疾病的发生,如寒冷的冬天可诱发高血压、心脏病、脑卒中等疾病。

3. 人与社会环境是一个整体　社会环境,就是对我们所处的政治、经济、法制、文化环境等的综合称呼。社会环境的不同可造成个体的身心功能与体质的差异。政治、经济、文化、宗教、法律、婚姻、风俗习惯、生活方式、人际关系、饮食习惯、兴趣爱好等社会因素，都会影响人的身体和心理健康。比如校园霸凌对青少年心理健康造成不良影响；工作生活压力大，可引发失眠等疾病。

（二）辨证论治

辨证论治，是由东汉张仲景提出的，千百年来一直是中医的精髓所在，是中医认识疾病和防治疾病的基本原则。辨证论治包括辨证和论治两个过程，指的是中医在治疗疾病前必须辨别疾病的具体证型，然后根据证型提供针对性的治疗和调养。比如老年人常会便秘，多因年老多病，脏腑功能减退，气血亏虚，造成中焦失运，气化无力，同时下焦肾阳虚惫，温煦无权，阴寒凝结，不能化气布津，致使排便艰难，中医辨证多为冷秘、虚秘，论治则需以温补阳气为主。艾灸疗法利用了艾草的温热药性以及燃烧的热力作用，可健运中焦、温补肾阳，以辨证论治为基础，可以有的放矢地防治老年人以虚寒病机为主的便秘。

1. 辨证　辨证即分辨患者疾病的具体证型。证是指患者在病情发展过程中，某一时间段上的疾病本质，通过中医望、闻、问、切四诊，综合了解患者的发病经过、现有的不舒适、舌象、脉象异常等各个方面，经过分析判断，从而辨别出相应的证型，如寒证、热证、虚证、实证等，再进行后续的治疗。

2. 论治　论治是在辨证的基础上，选择针对相关证型的治疗原则，如热证需要清热，寒证需要温里，虚证需要补益等。再根据相关的治疗原则选择合适的治疗方法，如中药、刮痧、拔罐等。生活中我们上火了，出现口干口苦，鼻子出热气，可以熬蒲公英、金银花水，就是针对以上实热证的清热处治法。如果经过治疗，患者的病情得到缓解，说明辨证准确，否则需要重新辨证再进行治疗。

（三）"寒""热""虚""实"

1. 寒证　寒证是阴寒偏多的异常状态。会出现经常怕冷，手脚冰凉，一般口淡不渴或喜欢喝热水，面色白，吐白色痰，肚子疼痛并喜欢热敷，大便稀不成形，小便色清量多，舌头颜色偏浅，舌苔偏白。

2. 热证　热证是阳热偏多所表现的证候。会感觉发热，有可能体温不高但是自己感觉热,不怕冷,容易烦躁,脾气大,经常觉得口渴,想喝冷水,脸、眼睛容易发红,吐痰一般黄色干稠,大便干燥不容易解,小便又黄又少,舌头发红,舌苔黄。

3. 虚证　虚证是指身体的气血阴阳不足而呈现出虚弱的状态。出生体质瘦弱、长期生病、大病重病后、大出血、大汗等原因易致正气损伤,身体变得虚弱。常常出现面色苍白或黯淡发黄,精神不好,容易疲倦,没有力气,上气不接下气,身体怕冷,手脚心热,稍微活动就容易出汗,或者睡觉容易出汗,大便稀,小便次数多甚至不能控制,舌苔少甚至没有舌苔等。

4. 实证　实证是指体内导致疾病的邪气增多了,比如环境中太热、太冷、下雨、吹风等伤到我们,或是体内产生了瘀血、痰液、水湿等。多出现全身燥热或四肢发凉,脸色发红或白,灼痛或冷痛,疼痛拒按,大便干结或稀薄,小便黄少或清多,舌苔厚甚至看起来很油腻等。

所有对证型的认识都是基于疾病状态,就是我们生病时或者有不舒服时才需要去辨别寒热虚实。每一种证型也常常不是单独存在的,很多时候我们可能有寒证也有热证,有虚证同时有实证,有寒热也可能混杂虚实。通过辨证,对身体状态有初步的了解,治疗疾病才有了依据。

三、中医防治原则

(一)治病要治本

本,就是本质。治病要治本,俗话就是说"治病要治到病根上"。这个"病根"在中医上就是指疾病在这一个阶段的证型,是虚证还是实证? 是寒证还是热证? 如就感冒来说,有风寒感冒和风热感冒,这时候就得看到底是因为"冷过头"还是"热过头"引起的感冒。这两种感冒的证型不同,治疗和用药也不同。

(二)分清标本缓急

标,指疾病表现出来的症状,如头痛、发热、咳嗽、腹泻等都是疾病的标;本,指疾病的病因。标本治疗之间一般有以下三种处理方法。

1. 急则治标　疾病表现出来的症状很急、很严重,如大量出血、出现不能忍受的剧烈疼痛、失去意识等危及生命的情况,首先得把症状控制住,否则会有生命危险。

2. 缓则治本　疾病表现出来的症状比较轻微或者已经得到了控制,

如慢性病和恢复期,此时症状不会危及生命,就得开始祛除引起症状的病因,预防疾病再次发作。

3. 标本兼治　在治疗中既要关注疾病表现出来的症状,缓解症状,提高舒适度,又要同时治疗疾病的病因,调理气血和脏腑功能,达到根治疾病的目的。

（三）同病异治,异病同治

1. 得了同样的病,治法可能不一样　简单来说,就是同样的病,不同的人需要不同的治疗方法。对感冒这个常见的疾病,不同的人可能有不同的症状,有些人可能会出现发热、咳嗽,而有些人可能会出现鼻塞、流鼻涕。因为症状不同,就需要不同的药物或针灸、推拿等中医疗法来治疗。

2. 得的病不一样,防治的方法可以相似　简单来说,就是不同的病,可以采用相同的治疗原则。对于一些疾病,如高血压、糖尿病等,虽然它们的病因不同,但防治的方法可以相似,都可以通过调理气血和脏腑功能来治疗,只是在具体的治疗方法和药物选择上会有不同。

（四）三因制宜

居住在不同地方、不同气候、不同体质的人采用不同的防治方法。

1. 性别、年龄、体质有差异,用药要注意　不同的人用药时应区别,如同样的感冒药,成人和儿童的剂量不一样。比如治疗感冒、吐泻用的藿香正气液,成人一般每次 5 ～ 10ml,而儿童使用的剂量要同年龄和体重匹配,需减少服药剂量。

2. 不同地域的人,气候不同,防治方法大不同　北方气候较寒冷,因此北方人在饮食上喜欢食用温热的食物,如羊肉、大枣等,倾向于进行温泉浴、按摩和温和的体育锻炼,以促进血液循环。南方气候相对较温暖,南方人则注重清淡饮食,更加偏向于吃海鲜、蔬菜、水果等清爽的食物,常常选择户外活动,如散步、游泳等。

3. 时令季节不同,防治方法不同　春季是阳气升发的季节,容易出现多种过敏性疾病,如过敏性鼻炎、哮喘,可服用一些草本药物来宣肺祛风、活血化痰;夏季容易出现中暑、湿热等疾病,可采用清凉、苦味的中草药清热解暑,如薄荷、黄连等;秋季气候干燥,易引起肺燥、咳嗽等问题,可服用银耳、百合等滋阴清肺的食材;冬季人体抵抗力较弱,易因受寒导致感冒等疾病,可采用温热的中草药来温补驱寒,如人参、附子等。

第二节

中医养生保健技术

一、艾灸法

（一）什么是艾灸？

把干燥的艾叶制成艾绒，再像卷烟一样做成长的艾条或短的艾炷，点燃后直接或间接放在身体表面应灸的部位或腧穴，通过灸火的温热刺激和药物产生作用，达到治疗疾病和预防保健的目的。

（二）艾灸的好处有哪些？

1. 防病保健　可灸关元、气海、命门、中脘等穴位。
2. 驱散寒邪　治疗因感受寒邪而致的胃痛、肚子痛、拉肚子等。
3. 提升阳气　治疗遗尿、肛门周围的组织脱出、不能控制的排尿等。
4. 消除包块　常用于气血不通，或乳腺炎初期引起的小包块等。
5. 排除热毒　如硬结发肿、甲沟炎（指甲周围皮肤的红肿和疼痛）等。

（三）艾条和艾炷长什么样？

艾条，又名艾卷，是用桑皮纸把艾绒卷成圆柱形的长条。艾炷，是把艾绒捏成大小不同的圆锥样的形状（图3-1），小的像麦粒大，中等的像半截枣核大，大的像半截橄榄大。

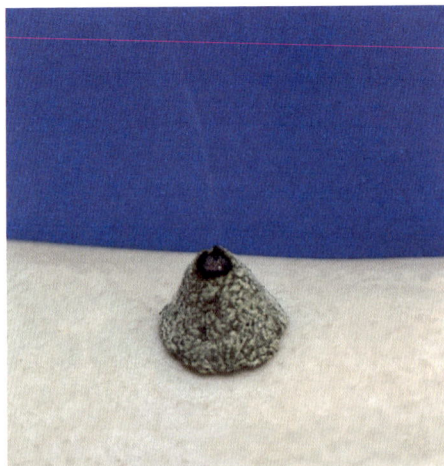

图 3-1　艾炷

（四）艾灸的常用灸法有哪些？

1. 艾炷灸　分为直接灸和间接灸两种。

（1）直接灸：艾炷直接放在皮肤上灸，有一定危险性，一般由医生操作。分为无瘢痕灸和瘢痕灸。瘢痕灸因为灸了之后会有小的脓包，又称为化脓灸。

（2）间接灸：又称隔物灸、间隔灸，即在皮肤与艾炷之间垫上姜片、蒜片、盐、附子饼等，再进行艾灸。

1）隔姜灸和隔蒜灸：燃尽后更换新的艾炷灸 5～7 壮。还没有燃尽、太烫怎么办？把姜片或蒜片向上提起，或缓慢移动。隔姜灸治疗因受寒导致的呕吐、腹痛、腹泻，以及关节或肢体酸、麻、痛等；隔蒜灸治疗结核、没有溃烂的脓包等。还有一种特殊的灸法，称为长蛇灸。将大椎穴至腰俞穴上铺一层蒜泥，再在上面放艾炷，用于治疗虚劳、皮肤肌肉麻木或手脚酸痛等。

2）隔盐灸：稍有疼痛感时立即更换艾炷，灸 3～9 壮。治疗急性寒性腹痛、吐泻、小便不畅等。

3）隔附子饼灸：治疗阳痿、早泄、遗精、宫寒不孕和久久不能愈合的溃疡。

2. 艾条灸　把艾条一端点燃，对准腧穴或应灸的部位施灸，分为悬起灸、实按灸两种。

（1）悬起灸：将艾条的一端点燃，距离皮肤 2～5cm 之间反复熏灸（图 3-2、图 3-3、图 3-4）。按照灸的方法分为下面三类，见表 3-1。

表 3-1　不同的施灸手法

分类	怎么灸	每处灸的时间	治疗
温和灸	根据手指感受到的热度，随时调节灸的时间和距离	10～15 分钟	慢性病和虚寒体质调理
回旋灸	反复旋转或左右方向移动	20 分钟	
雀啄灸	像鸟雀吃虫子一样一上一下	5 分钟	急性病

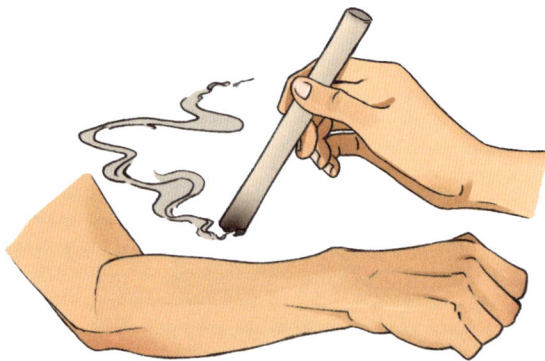

图 3-2 温和灸

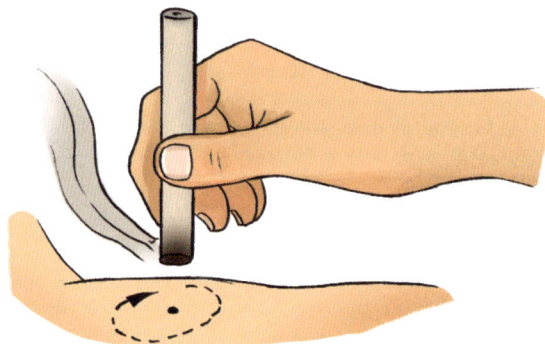

图 3-3 回旋灸

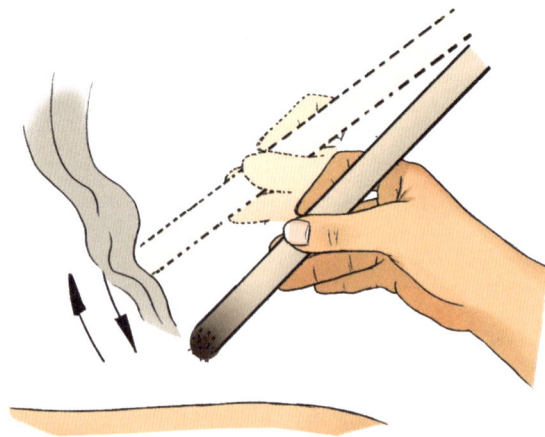

图 3-4 雀啄灸

（2）实按灸：在皮肤上垫上 6 ～ 7 层布或纸，然后将艾条的一端点燃，立即按在需要灸的部位，若艾火熄灭，再点再按。适用于感染风寒引起的关节或肢体酸、麻、痛，身体怕冷，手脚冰凉等（图 3-5）。

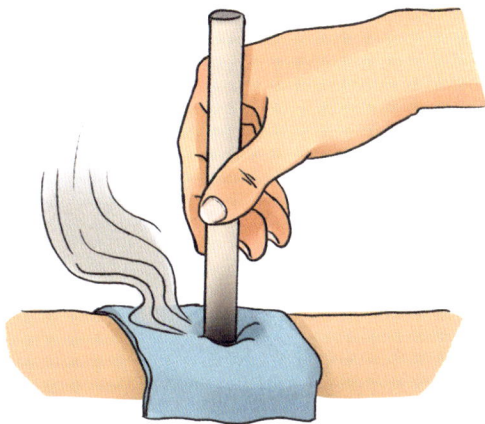

图 3-5　实按灸

3. 温针灸　是针刺与艾灸相结合的一种方法，有一定危险性，由医生操作（图 3-6）。

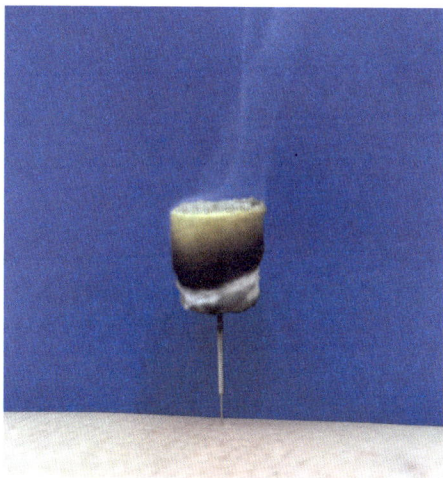

图 3-6　温针灸

4. 温灸器　温灸盒、灸架和温灸筒等都称为温灸器。将艾绒或艾条放在里面，点燃后放于需要灸的部位。此类灸法，适用于儿童、妇女，或是害怕灸但是不得不灸的人群。

（五）一身上下都可以灸,先灸哪里呢?

就部位而言,应先灸身体上部,再灸身体下部;就壮数而言,先灸少而后灸多;就大小而言,先灸艾炷小者而后灸大者。医生会根据病情,灵活应用。彝医治疗脱肛为先灸下而后灸上,先灸长强以收肛,后灸百会以举陷。

"灸治百病"——人人都能灸? 并不是,有以下这些情况的都不能灸:

1. 空腹、饱腹、太过劳累或对艾灸恐惧;

2. 孕妇的肚子和腰部;

3. 面部、乳头、大血管等处均不能直接灸,以免烫伤形成瘢痕;

4. 关节活动部位不适宜用瘢痕灸,以免化脓溃破,不易愈合,甚至影响功能活动;

5. 不通风的密闭环境。

（六）单次艾灸停止的指征是什么?

没有特殊说明,灸至皮肤微微发红就可以了。

（七）发生不良反应,如何处理?

出现了小水疱、大水疱,甚至化脓了怎么办?

小水疱,不用处理,会自己吸收。大水疱找医生,用消毒后的针头刺破水疱,放出液体,覆盖无菌的纱布。如果化脓了,切忌用手抓,保护痂皮,保持清洁、不沾水,防止感染。

（八）除艾绒外,使用其他材料的灸法有哪些?

1. 灯火灸　又称灯草灸、打灯火,是民间流传的简便灸法。 取 10 ~ 15cm 长的灯心草或纸绳,蘸麻油或其他植物油浸湿约 3 ~ 4cm,点燃起火后对准穴位快速动作,猛一接触听到"叭"的一声迅速离开,如没有听到"叭"的一声可重复 1 次。灸后皮肤有一点发黄,偶尔也会起小疱。主要用于小儿流行性腮腺炎引起的腮腺肿痛、扁桃体炎、吐泻、抽搐等。

2. 天灸　又称药物灸、发疱灸,把一些具有刺激性的药物涂敷在穴位或患处,促使局部皮肤起疱的方法。

（九）艾灸的注意事项

1. 凡属实热证、阴虚阳亢,如高血压、发热等,均不宜施灸;颜面部,血管表浅部位,孕妇的腹部、腰骶部,有破溃或溃疡的皮肤局部,不宜施灸;对于体质虚弱、空腹、极度疲劳和对灸法恐惧者,应慎施灸。

2. 施灸诊室应保持空气清新,避免艾烟过浓,酌情开窗通风,但应避免直接风吹患者。

3. 施灸时取穴要准,灸穴不宜过多,刺激量不可过强。

4. 施灸过程中密切观察患者的病情及对施灸的反应。如患者出现头晕眼花、恶心、心慌出汗、面色苍白、脉细肢冷、血压降低甚至晕厥等症状,即为晕灸。应立即停止施灸,协助患者去枕平卧或头低足高位,轻者饮温开水或糖水,静卧片刻即可恢复;重者在上述处理的基础上,指掐或针刺人中、合谷、内关等。若仍不缓解,应配合其他治疗及抢救措施。

5. 施灸过程中,严防艾火、艾灰烫伤患者皮肤或衣物;施灸完毕,必须将艾火彻底熄灭。

6. 告知患者灸后休息片刻方可离开。灸后注意保暖,避免受风,半小时内勿洗浴;施灸后要注意调养,宜保持心情愉悦,静心调养,戒色欲,勿劳累;饮食宜清淡而富有营养,以助疗效。

艾灸法
（视频）

二、拔罐法

（一）什么是拔罐?

拔罐法古称"角法",是指以罐为工具,利用燃烧、抽吸、蒸汽等方法以排除罐内空气形成负压,使罐吸附于腧穴或体表的一定部位,使局部皮肤充血,从而达到通经活络、行气活血、消肿止痛、祛风散寒等作用的疗法。

（二）拔罐的好处有哪些?

拔罐法遵循中医理论,在阴阳五行、脏腑经络等学说的指导下,用罐具通过吸拔病变部位或特定经络、穴位,将充斥于体表的病灶,及经络、穴位乃至深层组织器官内的风寒、瘀血、热毒、脓血等排出体外,使邪出正复,气血舒畅。这种良性刺激能引起局部和全身反应,从而提高机体功能,起到温经络、宣通气血、活血散瘀、消肿止痛、除湿逐寒、协调脏腑、调节阴阳、扶持正气及促进病体康复的作用。

（三）拔罐的适应证和禁忌证有哪些?

1. 中医适应证　辨证属风、寒、湿、瘀的证候。

2. 西医适应证　上呼吸道感染,急、慢性支气管炎,肺炎,慢性阻塞性肺疾病,颈椎病,肩周炎,腰椎间盘突出症,腹痛,腹泻,退行性关节病变,面瘫等。

（四）拔罐的部位和手法有何讲究?

1. 适合拔罐的部位　拔罐的部位通常选择在肌肉丰富,皮肤比较松弛、有弹性的区域,如背部、肩部、臀部、手臂下侧、腹部、大腿内侧等。骨头凹凸不平及毛发较多的部位均不适宜。因为拔罐会产生一定的吸力和挤压感,选择合适的部位可以更好地达到疗效。

2. 常用的拔罐手法

(1)留罐:也就是说把罐留置在皮肤上。先把罐吸附到皮肤上大概10～15分钟,待拔罐部位皮肤充血、瘀血时,将罐取下。若罐形大,吸附力强,可适当减少留罐时间。多用于背部、肩部、腰部、臀部。

(2)闪罐:将点燃的酒精棉球在罐内快速绕一周后退出,并迅速将罐扣在选定的部位,罐一吸附到皮肤上就立即拔起,再吸附、再拔起。"闪"这个字就要求手法轻、快、准。如此反复吸拔多次,直至皮肤红润、充血为止。

(3)走罐:又称推罐,选择中号或大号的玻璃罐。先在要拔部位的皮肤和/或平滑的罐口上涂凡士林等以润滑,当罐吸附到皮肤上后,再用双手握住罐体,在皮肤表面上下或左右来回推动数次,至皮肤红润、充血后将罐取下。适用于面积较大、肌肉丰厚的部位,如脊背、腰部、腹部、大腿等。

3. 取罐　取罐时,先用一手扶住罐体,向一边略倾斜,用另一手的食指或拇指在罐口边缘的皮肤上按压一下,使空气进入罐内就可取下。切不可强行拉扯或旋转罐体,以免引起疼痛甚至损伤皮肤。

(五)常见的拔罐法有哪些?

1. 火罐法

(1)闪火法:用镊子或止血钳夹住95%酒精棉球,点燃后在罐内绕一圈后,立即退出,然后快速将罐扣在施术部位。

(2)投火法:将酒精棉球或纸片点燃后投入罐内,迅速将罐扣在施术部位。此法适用于侧面横位拔罐。

(3)贴棉法:将酒精棉球贴在罐壁内部,点燃后迅速扣在施术部位。

2. 水罐法　煮锅内加水或加水后放入中药包,将竹罐投入锅内煮5～10分钟,用长镊子将罐夹出,罐口朝下,迅速用湿毛巾紧闭罐口,再立即将罐扣在应拔部位上,留罐10～20分钟。观察吸附情况,如患者感到过紧疼痛或烫痛,应立即起罐。

3. 负压吸引法　选定穴位后将玻璃罐口按扣在局部皮肤上,连续抽气数次,吸牢后可留置20～30分钟。留置过程中,可从玻璃罐外观察,皮肤呈现稍微红肿或有细小出血点,若无其他变化和不适,可增加负压,继续留置 10 分钟左右起罐。

（六）罐印颜色越深"毒"越多？

很多人说，拔罐颜色深浅代表身体毒素的多少，真的是这样吗？拔罐后体表局部颜色变化，主要是负压引起的局部毛细血管扩张或破裂导致的，这是一种正常反应。通常而言，年轻气壮者，气血充盛，拔罐颜色会稍深；而年龄大者，气血多亏虚，拔罐后皮肤颜色多浅淡。

1. 罐印出现水汽、水疱或水肿，表明患者湿盛、寒凉或受寒湿而致病；

2. 罐印紫红或紫黑色，但无丹痧和发热现象，表明患者寒湿血瘀证，轻重有差别；

3. 罐印紫红或紫黑色，或出现丹痧，触之微痛，兼见身体发热现象，表明患者有热毒证；

4. 罐印皮色无变化，触之不温，表明患者有虚寒证。

（七）出现不同罐印，身体如何调理？

1. 罐印发紫伴有斑块。此时，患者要注重散寒，平时可适当多摄入葱、姜，并注意保暖。

2. 罐印呈散在性的紫点。此时，患者要注重活血行气，多运动或者用玫瑰花泡水喝都可以。

3. 罐印紫黑而暗。此时，患者要活血破瘀，可多吃山楂、玫瑰花、红糖、红花、黑豆等。

4. 罐印淡紫发青伴有斑块，如斑点在穴位处明显的，表明与此相关的内脏虚弱。比如在肾俞穴处出现，则提示肾虚。需要进行针对性用药调养。

5. 罐印鲜红而艳。此时，患者可以补气滋阴，如多吃鸡肉可补气，多食黑芝麻、山药、枸杞、葡萄、银耳等以滋阴。少烟酒，多睡眠。

（八）拔罐的 6 个误区，你都知道吗？

误区 1：人人都可以拔罐

并非所有人都能拔罐，以下这些人最好不要拔罐：

1. 有严重脊椎疾病者，如椎体滑脱。

2. 患有严重心、肝、肺、肾脏疾病者。

3. 高热、抽搐和痉挛发作者。

4. 儿童和高龄老人、体质虚弱者，及孕妇的腹部、腰骶部。

5. 急性外伤性骨折、重度水肿者。

6. 某些皮肤过敏和皮肤疾病患者。

7. 出血性疾病患者,如血小板减少症、白血病、过敏性紫癜等。

8. 醉酒、过饥、过饱及过度疲劳者。

如果有疾病在身,需在拔罐前向医生说明,以免引发更大的危害。

误区2:全身任意部位都能拔

肚脐、心前区、五官、前后二阴、皮肤细嫩处、乳头、腰骶部、骨突出处、肿瘤的部位,以及皮肤烫伤、溃疡、感染处均不宜拔罐。

孕妇拔罐时应避开腰骶部及腹部,否则极易造成流产。

误区3:同一位置反复拔

短时间内同部位多次拔罐,容易出现皮肤损伤等情况,罐印未消退前不可再拔罐。

一般情况下,一周1~2次比较合适。

误区4:拔罐后马上洗澡

拔罐后的皮肤较为脆弱,马上洗澡可能会造成损伤和感染。建议拔罐12小时后再洗澡,避免摩擦拔罐部位。

误区5:留罐时间越长越好

有些人一拔就是1个小时,这是很危险的,容易出现皮肤破损、水疱、烫伤等不良反应。

一般情况下,留罐10~15分钟;临床上需要皮肤局部起疱时,会留罐20~30分钟。

误区6:拔罐包治百病

有的人不管得了什么病都想拔个罐,这其实是错误的。拔罐的治疗范围广,但不代表它能包治百病。对疼痛类疾病,应首先弄清楚引发疼痛的病因。如果疼痛是由于慢性病或肌肉紧张引起的,如腰肌劳损引起的,这种情况下拔火罐也无济于事。

拔罐是一项专业的中医理疗方法,既要熟知穴位,又要掌握手法。如果没有经过系统的学习和训练,随意进行拔罐治疗,可能会对身体造成一些损伤。所以建议大家去正规医院,找专业的医生进行拔罐。

(九)拔罐的注意事项

1. 患者过于饥饿、疲劳、精神紧张时,应进食、休息、放松后再进行操作。

2. 拔罐时,患者取合理、舒适的体位,选择肌肉较丰厚、富有弹性的部位拔罐;骨骼凹凸不平和毛发较多处不宜拔罐;拔罐过程中尽量避免变换体位,以免罐具脱落损坏。

3. 操作前要检查罐口是否光滑,罐体有无裂痕,如有破损禁止使用。根据拔罐部位选择大小适合的火罐。

4. 拔罐时动作要稳、准、快,避免火焰灼伤皮肤;起罐时切勿强拉或扭转,以免损伤皮肤。

5. 拔罐过程中应密切观察局部皮肤反应和全身情况,注意有无局部不适或晕罐先兆的出现。

6. 拔罐后如局部出现小水疱,可不必处理,待其自行吸收;如水疱较大,应消毒局部皮肤后用无菌器吸出液体,覆盖无菌敷料。

拔罐法
（视频）

7. 使用过的罐具均应消毒后备用。

三、刮痧法

（一）什么是刮痧?

刮痧是通过特制的刮痧器具,蘸取水或润滑剂等介质后,在体表进行反复刮动、摩擦,使皮肤局部"出痧"从而达到防治疾病的一种中医技术。

（二）刮痧的好处有哪些?

刮痧时通过反复刮摩皮肤,刺激经络和腧穴,一方面能开启腠理,宣通气血,使脏腑秽浊之气及体表的痧气毒邪通达于外,达到治病的目的;另一方面可疏通经络,活血化瘀,平衡阴阳,调整脏腑功能,从而达到防病保健的目的。

（三）刮痧的适应证和禁忌证有哪些?

1. 适应证 主要适用于内科、外科、妇科、儿科、五官科等病症,如感冒、发热、中暑、头痛、肠胃病、落枕、肩周炎、腰肌劳损、肌肉痉挛、风湿性关节炎、月经不调、痛经、小儿夜啼、咽喉炎、耳鸣等。

2. 禁忌证 精神病患者;有严重心脑血管疾病、肝肾功能不全、全身浮肿者;有出血倾向者,如严重贫血、白血病、再生障碍性贫血和血小板减少患者;急性扭伤、皮肤病变、外伤骨折处;乳头、肚脐、大血管处等。

（四）刮痧的手法有哪些?

1. 补刮法 按压力小、作用表浅、速度慢,用于老年、体弱、久病、重病的虚证患者。

2. 泻刮法 按压力大、作用深透、速度快,能疏泄病邪,用于年轻、体质壮实、新病、急病的实证患者。

3. 平补平刮法 也称平刮法。刮痧板按压力度、移动速度适中,适用于亚健康人群或健康人群的保健刮痧。

(五)常见的刮痧部位,你都知道吗?

1. 头部刮法 可以促进头部血液循环,消除疲劳,缓解头痛,改善大脑供血,给人一种放松的感觉。

2. 颈肩部刮法 有祛风通络、活血化瘀的作用,可改善肩颈酸痛僵硬,对头目、咽喉等部位的病症,也有治疗作用。

3. 背部刮法 可以起到调节阴阳、调理脏腑、舒筋通络和壮腰健肾的作用,加强机体卫外功能,以及祛除体内湿气。还可以增加身体自身免疫力,改善身体脏腑功能。

(六)常用刮痧的用具有哪些?

常用的刮痧用具包括刮痧板和刮痧油。刮痧板包括牛角类、砭石类;刮痧油则有液体油类和乳膏类,可减轻刮痧过程中的疼痛,避免皮肤表面过度摩擦而受伤(图3-7)。

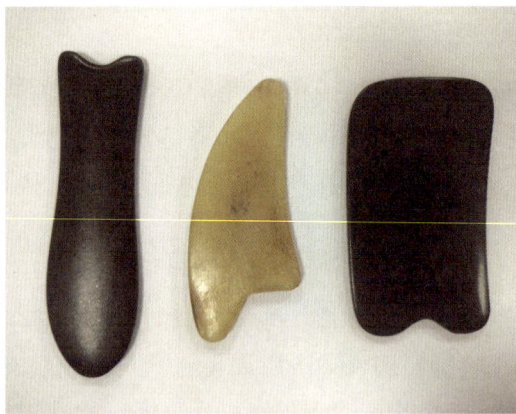

图3-7 常用的刮痧板

(七)身上刮出来的"痧"究竟是什么?

体验过刮痧的人就知道,刮痧后往往是红色的一片。这种红色,也就是我们常说的"出痧"。"出痧"的过程是一种由血管扩张渐至毛细血管破裂,血流外溢,皮肤局部形成瘀血瘀斑的现象。

（八）刮痧时，出痧越多越好吗？

不同体质的人，刮出来的红印是不一样的。当然，要是以红印越多，就判断刮痧效果越好，无疑是不对的。毕竟过于用力地刮痧，也可能会使得红印增多。但是，如果不出痧就说刮痧没有效果，也是不对的。因为也可能是你出的"痧"肉眼看不明显罢了。

一般实证、热证、血瘀证出痧多；虚证、寒证出痧少；肥胖或肌肉丰满者不容易出痧（表3-2）。

表3-2　出痧颜色对照表

出痧颜色	证型
鲜红色	热证或血热证
淡青色	寒证或气滞证或气血不足证或轻度血瘀证
紫黑色	寒凝血瘀证或瘀血较重
青紫色	寒凝血瘀证或阳虚血瘀证
紫色	气滞血瘀证或寒凝血瘀证
紫红色	湿热证或血瘀证
黑色	严重血瘀证或寒邪深重

（九）刮痧的注意事项

1. 保持室内空气流通，忌对流风，避免受凉，建议刮痧三小时后再洗澡。

2. 刮痧器具边缘要光滑，操作时注意用力均匀，以患者耐受为度，避免损伤皮肤或引发晕刮。

3. 刮痧过程中应经常询问患者感受，观察局部皮肤颜色、形态变化，对不出痧或出痧少的部位不可强求出痧。

4. 刮痧后嘱患者适当休息，30分钟内忌冷水冲洗；饮食宜清淡，忌食生冷油腻之品。

5. 若出现晕刮，先让被刮者躺平，点按内关穴或极泉穴，待被刮者冷汗冒出，或腹泻，或呕吐，即恢复安全。

刮痧法
（视频）

四、耳穴贴压法

（一）什么是耳穴贴压？

俗话说：小小耳内有乾坤，耳内住着个小婴儿。耳廓皮肤是全身体表的一部分，现代医学把耳廓比喻为缩小的人体身形。大多数人都以为耳朵只是听觉器官，事实上，它记录了人体健康发展的轨迹。耳朵与五脏六腑以及全身经络有密切关联，就如同一个倒立的婴儿。

人体各组织器官在耳廓上都有相应的穴位。当体内器官组织发生病变时，耳廓特定的部位就会产生相应的变化和反应。比如说有颈椎问题的人，他耳朵上颈椎对应区就可能出现结节、变形，看上去疙疙瘩瘩，而不是光滑的；咽喉部疼痛的人，耳朵上对应"扁桃体"的反应区出现红肿；经常受失眠问题困扰的人，他耳朵上的神门穴就会有压痛感。

耳穴贴压法是选用王不留行籽、磁珠等丸状物贴压于耳廓上的穴位或反应点，通过经络传导，调整脏腑气血功能，促进机体的阴阳平衡，达到防治疾病、改善症状的一种操作方法，具有刺激持久、疗效确切、取材方便、不良反应少等特点，属于耳针技术范畴。

（二）耳穴贴压的好处有哪些？

耳穴贴压疗法，是耳穴疗法中最常见的一种，具有调节神经平衡、镇静止痛、脱敏止痒、疏通经络、调和气血、补肾健脾等功能。

（三）耳穴贴压的适应证和禁忌证有哪些？

1. 适应证　各种疼痛、炎症、功能紊乱性病证、过敏与变态反应性病证、内分泌代谢紊乱性病证、传染性病证等；并可用于催乳、催产、美容、戒烟、戒毒，以及预防感冒、晕车和晕船等。

2. 禁忌证　严重器质性疾病（如心脏病）者，或外耳有湿疹、溃疡、冻疮破溃者，以及妊娠妇女尤其是有习惯性流产史者应慎用。

（四）耳穴的分布，你都了解吗？

人体发生疾病时，常会在耳部的相应部位出现"阳性反应点"，如压痛、变形、变色、水疱、结节、丘疹、凹陷、脱屑、电阻降低等，这些反应点就是防治疾病的刺激点，又称耳穴。

一般来说，耳部好像一个倒置的胎儿，头部朝下，臀部朝上（图3-8）。其分布规律是：与头面部相应的穴位在耳垂或耳垂邻近；与上肢相应的穴位在耳舟;与躯干和下肢相应的穴位在对耳轮和对耳轮上、下脚;与内脏相应的穴位多集中在耳甲艇和耳甲腔;消化道在耳轮脚周围环形排列。

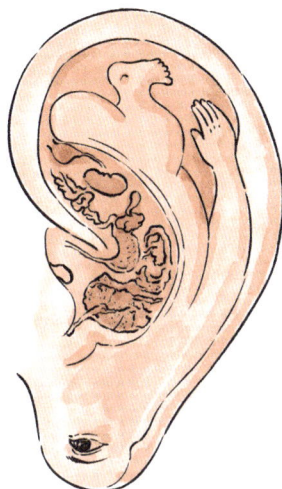

图 3-8　耳穴分布形象示意图

（五）常见病的常用耳穴,有哪些?

1. **失眠**　主穴:神门、枕、心、垂体、皮质下。配穴:心脾两虚证加脾;心胆气虚证加肝、胆;心肾不交证加肾;肝火扰心证加肝、耳尖;脾胃不和证加脾、胃。

2. **便秘**　主穴:大肠、直肠、三焦、胃、皮质下。配穴:热结便秘加耳尖;气滞便秘加肝;寒积便秘加肾;气虚便秘加肺、脾、肾;血虚便秘加脾。

3. **咳嗽**　主穴:气管、咽喉、口、对屏尖、肺、肾上腺、内鼻、内分泌。配穴:神门、脾、大肠、肾、交感、脑干、皮质下、肝、耳尖、三焦。

4. **糖尿病**　主穴:胰腺点、胰胆、神门、内分泌、皮质下、交感、缘中。配穴:肺热津伤证加肺、渴点;胃热炽盛证加胃、耳尖、饥点;肾阴亏虚证加肾;阴阳两虚证加肾、三焦、膀胱。

5. **高血压**　主穴:耳背沟、神门、耳尖、皮质下、交感、额。配穴:肝火亢盛证加外耳、枕、结节;痰浊上扰证加脾、胃、三焦;阴虚阳亢证加心、肝;阴阳两虚证加肾。

6. **腰椎间盘突出症**　主穴:臀、坐骨神经、神门。配穴:气滞血瘀证加皮质下;肝肾不足证加肝、肾。

（六）耳穴贴压常用哪些方法？

耳穴贴压诊治疾病的关键点，除选穴准确外，还依赖对耳穴的按压刺激。常见的按压方法有以下三种：

1. 对压法　将食指和拇指的指腹分别置于患者耳廓的正面和背面，相对按压，至出现热、麻、胀、痛等感觉。食指和拇指可边压边左右移动，或做圆形移动，一旦找到敏感点，则持续对压 20 ～ 30 秒。

2. 直压法　用指尖垂直按压耳穴，至患者产生胀痛感，然后保持这个力度持续按压 20 ～ 30 秒，间隔少许，重复按压。每次共按压 3 ～ 5 分钟。

3. 点压法　用指尖一压一松地按压耳穴，每次间隔 0.5 秒。本法以患者感到胀而略沉重刺痛为宜，用力不宜过重。一般每次每穴可按压 27 下，具体可视病情而定。

（七）耳穴贴压的操作流程

1. 评估耳部情况。

2. 探测反应区及阳性区。

3. 用酒精消毒耳部。

4. 贴压药丸。

（八）耳穴贴压的注意事项

进行耳穴贴压治疗时需要注意以下几点：

1. 耳廓局部有炎症、冻疮或表面皮肤有溃破者，有习惯性流产史的孕妇，不宜施行。

2. 耳穴贴压每次选择一侧耳穴，双侧耳穴轮流使用。夏季易出汗，留置时间 1 ～ 3 天，冬季留置 3 ～ 7 天。

3. 观察患者耳部皮肤情况，留置期间应防止胶布脱落或污染；对普通胶布过敏者改用脱敏胶布。

4. 患者侧卧位耳部感觉不适时，可适当调整。

耳穴贴压法
（视频）

五、药熨法

（一）什么是药熨法？

药熨法是一种将药物加热后，在患处或腧穴部位进行热敷，利用温热及药物共同作用，以达到治疗疾病目的的一种中医护理技术。

（二）药熨法的好处有哪些？

药熨法的优点是操作简便，无创伤，相对安全且疗效显著。利用热力和药物的综合作用,使药性通过体表、腧穴透入经络、血脉,以达到行气活血、温经通络、散寒止痛等目的。

（三）药熨法的适应证和禁忌证有哪些?

1. 适应证　脾胃虚寒型的胃脘痛、泄泻、呕吐等;跌打扭伤所致的局部瘀血、肿痛、腰背不适、行动不便等;以及风湿痹证、偏瘫、痿闭等。

2. 禁忌证　各种实热证、恶性肿瘤、腹部包块性质不明者及麻醉未清醒者禁用;身体大血管部位、皮肤破损处、孕妇的腹部,以及病变部位有金属移植物或局部感觉障碍者禁用。

（四）药熨法的常用方法有哪些?

1. 盐熨法　取粗盐 250 ~ 500g 放入铁锅中,加热至 60 ~ 70℃,然后用布包好,不停地烫熨患处。

2. 吴茱萸熨法　用吴茱萸 500g,加热后装入布袋,然后烫熨患处。

3. 姜熨法　取连皮生姜渣加热后用布包好,然后烫熨患处。姜冷后可以加入姜汁再烫。

4. 醋熨法　取粗盐放入铁锅中爆炒,然后慢慢加入陈醋,边炒边洒,洒完后再炒一会,然后用布包好敷患处。这种方法适用于妇女月经疼痛和小腿抽筋。

5. 坎离砂熨法　将坎离砂放入治疗碗中,加入适量的醋酸或食醋,用竹片或木棒迅速拌匀,装入布袋,待温度升至 45 ~ 50℃后敷患处。

（五）药熨法的注意事项

1. 孕妇腹部及腰骶部、大血管处、皮肤破损及炎症、局部感觉障碍处忌用。

2. 操作过程中应保持药袋温度,温度过低则需及时更换或加热。

3. 药熨温度适宜,一般保持 50 ~ 60℃,不宜超过 70℃,年老、婴幼儿及感觉障碍者,药熨温度不宜超过 50℃,操作中注意保暖。

4. 药熨过程中,应随时听取患者对温度的感受,观察皮肤颜色变化,一旦出现水疱或烫伤,则应立即停止,并给予适当处理。

六、熏蒸法

（一）什么是熏蒸法?

熏蒸法如其名,是在中医基本理论指导下,将药材用水煎煮后,借助中药热力及药理作用,用蒸汽熏蒸全身或局部患处,从而达到防治疾病的一种外治方法。

（二）熏蒸法的好处有哪些？

熏蒸法是一种传统中医疗法，辨证选用相应的方药，经煎煮后趁热熏蒸患处，以达开泄腠理、祛风除湿、解毒消肿、杀虫止痒、通经活血及协调脏腑功能的目的。

（三）熏蒸法的适应证和禁忌证有哪些？

1. **适应证**　熏蒸法可用于各科多种疾病。如感冒、咳嗽、哮喘等内科疾病；痈疽、疮疡、软组织损伤等外科疾病；痛经、闭经、外阴瘙痒等妇科疾病；腹泻、遗尿等儿科疾病；滑囊炎、肋软骨炎、肩周炎等骨伤科疾病；睑缘炎，急、慢性结膜炎、鼻窦炎等五官科疾病；手足癣、银屑病等皮肤科疾病。

2. **禁忌证**　急性传染病、恶性肿瘤、昏迷、有出血倾向、严重心脏病、重症高血压及哮喘发作患者禁熏蒸；眼部肿瘤、眼出血禁用眼部熏蒸法。

（四）熏蒸的方法有哪些呢？

1. **全身熏蒸法**　协助患者脱掉衣裤，扶患者坐在浴盆坐架上，用罩单将浴盆和患者身体围住，仅露出头面，使药液蒸汽熏蒸全身。

2. **四肢熏蒸法**　上肢熏洗时，将药液趁热倒入盆内，患肢架于盆上，用浴巾围住患肢及面盆，使药液蒸汽熏蒸患肢；下肢熏洗时，将药液趁热倒入木桶内，桶内放一只小木凳，略高出药液表面，患者坐于靠椅上，暴露下肢，将患者足部放于桶内小木凳之上，用布单将桶口及患肢盖严，进行熏蒸。

3. **眼部熏洗法**　将煎好的药液趁热倒入治疗碗内，患者取坐姿，头部及躯干前倾，面向药液，将患侧眼部对准碗口熏蒸。

（五）哪些是熏蒸法应避免的误区？

1. 人人均可自行熏蒸？

错误。应用熏洗疗法需辨证论治，对证用药，切忌自己在未排除禁忌或对身体状况不清楚的情况下随意熏蒸，应当请医师辨别诊断后针对性运用。

2. 熏蒸药物为外用，都很安全？

错误。虽然熏蒸药物不必口服，但有些药物对皮肤有刺激性或腐蚀性，不宜使用。药方中若有作用峻猛或有毒性的药物，应在医生的指导下，严格控制用量、用法，并且防止溅入口、眼、鼻中。

3. 熏蒸时温度越高越好？

错误。熏蒸药温度不宜过高，一般为 50～70℃，年老体弱、儿童及感觉障碍者不宜超过 50℃,以防烫伤,也不可过凉而影响疗效。

4. 空腹或饱餐后都可进行熏蒸?

错误。患者不宜空腹熏蒸,餐前及餐后半小时内不宜熏蒸,以防止因血液循环不足导致头晕、心慌,甚至晕厥。

5. 熏蒸时间越长越好?

错误。一般每日 1 次,每次 20 ～ 30 分钟,视病情也可每日 2 次。如进行全身熏蒸时,时间可适当延长(一般不超过 45 分钟),以全身轻微出汗,并有舒适感为度。时间过长可能损坏皮肤或因药液温度降低而致感冒等。

七、药浴法

(一)什么是药浴法?

药浴是将身体某些部位或全身浸泡在药液中,利用热力和药物的双重作用,从而发挥多种作用。此外,药浴具有疗效显著、副作用少、适用范围广、操作简单、作用快速、安全可靠等特点。

(二)药浴法的好处有哪些?

药浴法能改善血液循环,促进新陈代谢,调节神经系统和脏腑功能,具有活血通络、增强免疫力、消除疲劳、平心安神、改善睡眠等作用。

(三)药浴法的适应证和禁忌证有哪些?

1. 适应证　对糖尿病、中老年风湿性关节炎、感冒、失眠、冻疮、关节痛、妇科病、痛经、颈椎病、气管炎、哮喘、肢冷、畏寒、亚健康状态等具有较好辅助治疗效果。

2. 禁忌证　心脑血管疾病患者,如高血压、心脏病、脑血管疾病等;血液系统疾病,如出血性疾病、败血症等;严重呼吸道疾病、肝病、肾病等;精神疾病患者;年老体弱体虚者;妊娠期、哺乳期妇女;全身感染性疾病;有开放性创口;饱食、饥饿,以及过度疲劳、饭前饭后半小时等均不宜药浴。

(四)药浴液是如何制备的呢?

药浴液的常用制备方法主要有以下 4 种:

1. 将药物加水适量,煎煮为液,滤渣而成。

2. 将药物放入溶液中浸泡数日而成浴液。

3. 将药物研细过筛,制成散剂或丸剂保存,用时加热水溶解而成浴液。

4. 将药液进行有效成分提取,加入皮肤吸收促进剂,调制而成浴液。

（五）药浴该如何操作呢？

1. 全身药浴　俗称"药水澡"，是将药物煎汤，滤去药渣，倒入清洁消毒后的浴盆或浴缸里，先进行全身熏蒸，待药液温度适宜时再药浴的一种方法。适用于泛发性皮肤病、风湿病、全身关节酸痛、肢体麻木、强直性脊柱炎、肩周炎等。

2. 局部药浴　坐浴时，将中草药煎汤滤去药渣后倒入浴盆中，让患者先趁热熏蒸，待温度适宜时，再坐入浴盆中泡洗，使药液直接浸入肛门或阴部。适用于肛肠和妇科疾病。月经期及妊娠期禁用。头面浴时，将中药浴液倒入清洁消毒的脸盆中，待浴液温度适宜，进行沐发、洗面的方法。适用于头、面部疾病，美容及护发美发。面部急性炎症以及有渗出液的皮肤病者应慎用。足浴时，将药液倒入浴盆，手或足浸泡于药液中，用软毛巾擦洗20～30分钟。适用于护肤保健或皮肤病、软组织损伤等。

（六）药浴法的注意事项

1. 浴室空气要流通，室温、水温均应适宜，以免烫伤或受凉。

2. 对老年、儿童、体弱者，应协助洗浴，洗浴时间不宜过长。

3. 药浴时要密切观察，如患者有不适感，应及时停止药浴，卧床休息或进行对症处理。

4. 药浴时要注意保暖，药浴结束后，立即擦拭干净，以避风寒；若感觉口渴，应适当补充水分。

5. 所用物品要清洁消毒，每人一份，避免交叉感染。

6. 饥饿、饭前或饭后30分钟内不宜药浴。

7. 一般先熏蒸后药浴，也可直接药浴。

8. 癣类皮肤病，可将药物浸泡在醋液中或煎汤后加醋，制成药溶液进行药浴。

9. 熏洗后注意做好健康教育，告知患者药浴的疗效和体验因人而异。部分肥胖者，药浴后皮肤出现轻微刺痛感或小丘疹，部分体虚者会出现微汗、放松、轻微困倦等，均为正常现象。随着药浴对体质调整作用的显现，上述症状会逐渐消失。

八、八段锦

（一）什么是八段锦？

八段锦是古代的一套保健功法。古人认为这套功法动作舒展优美、编排精致,且有八段动作。通俗说这是古代人专属的锻炼体操和舞蹈! 八段锦动作较简单,易学易练,效果显著,适合各类人群。

(二)八段锦的好处有哪些?

1. 疏通经络,调理脏腑 作为一种传统养生功法,八段锦可舒展全身筋骨、肌肉、血脉,能够促进血液循环、缓解肌肉疲劳,对因久坐产生的肩颈痛、腰肌劳损都有一定的缓解作用。八段锦的动作可使两侧内脏器官和肌肉进一步受到牵引,如第三式"调理脾胃须单举"可牵拉肝、胆、脾、胃,增强胃肠蠕动和消化功能,久练还有助于防治胃肠病。

2. 调节呼吸,减肥瘦身 八段锦可调节呼吸,活跃大脑,释放能量,活动全身关节,促进血液循环,加速新陈代谢,促进脂肪消耗。

3. 改善睡眠 在八段锦调理脏腑功能的作用下,脏腑得到改善后气血也就流通了,睡眠自然就得到改善。

4. 调理肝肾,养护头发 第六式"两手攀足固肾腰",通过幅度较大的俯仰腰身,完成"两手攀足"的动作,能够健固腰肾,疏通经脉,调理气血,促进人体生长发育。

5. 改善不良情绪 心情不好、莫名烦躁时也可以练习八段锦。第七式"攒拳怒目增气力",通过"攒拳怒目"的动作,达到增强气力之目的,动作柔和缓慢,圆活连贯,松紧结合,动静相兼。

(三)八段锦的适应证和禁忌证有哪些?

1. 适应证 八段锦适用于腰椎间盘突出症、颈肩部肌筋膜疼痛综合征、中风后遗症、2型糖尿病及其合并焦虑抑郁、代谢综合征、慢性阻塞性肺疾病、高血压、高血脂、肥胖、强直性脊柱炎、骨关节炎、失眠、偏头痛、更年期综合征等多种疾病的治疗、预防及康复。

2. 禁忌证 患有心脏病、肺部疾病、脊柱疾病以及脑部疾病的人群;身体特别虚弱;空腹、餐后、过度疲劳等状态;脊柱或脊髓损伤者禁练。

(四)八段锦该如何正确练习呢?

预备式

双脚并拢,身体直立,双手自然下垂,掌心向内,头正颈直,下颌微收,舌抵上腭,呼吸自然,全身放松。

第1式 两手托天理三焦

双脚分开,与肩同宽,两臂外旋,两掌心向上,缓缓向前、向上托起,至两臂伸直,双手在头顶上方合十,稍作停顿。然后两臂内旋,两掌心向下,沿身体前侧缓缓下落,至两手臂自然下垂,回到起始姿势。

第2式 左右开弓似射雕

双脚分开,呈马步姿势,膝盖弯曲,大腿与地面平行。右手屈指成"爪",向右拉至肩前,同时左手成八字掌,向左推出,掌心向左,眼看左手。然后左右手动作互换,右手推出,左手拉回,做相反方向的动作。一左一右为 1 次,共做 3 ～ 4 次。

第3式 调理脾胃须单举

双脚分开,与肩同宽,两臂自然下垂。右手向上举起,伸直手臂,掌心向上,指尖向右,同时左手向下按,掌心向下,指尖向前。然后换左手向上举,右手向下按,动作相同,方向相反。一左一右为 1 次,共做 3 ～ 4 次。

第4式 五劳七伤往后瞧

双脚并拢,身体直立,双手自然下垂。头慢慢向左转,眼睛向后看,同时脊柱尽量向后旋转,保持身体稳定。然后头向右转,眼睛向后看,做相反方向的动作。一左一右为 1 次,共做 3 ～ 4 次。

第5式 摇头摆尾去心火

双脚分开,略宽于肩宽,成马步姿势。右脚向右打开一步,成马步,双手向上翻转,手腕轻按膝盖,自然吸气,提肛屏气。上体向右前方倾斜约 45 度,并按逆时针旋转,先后往前、左、后方做环形摆动,同时头部随身体转动,保持脊柱的延伸。上体再向左前方倾斜约 45 度,反方向重复动作。左右各做 3 ～ 4 次。

第6式 两手攀足固肾腰

双脚并拢,身体直立,两臂伸直向上举,双手掌心向前。然后上体前屈,双手向下沿身体前侧、双腿外侧慢慢触摸至脚踝,尽量保持膝盖伸直。再将双手沿双腿后侧向上返回,至身体直立,回到起始姿势。重复做 3 ～ 4 次。

第7式 攒拳怒目增气力

双脚分开,呈马步姿势,双手握拳,放在腰间,拳心向上。右拳向前冲出,拳心向下,同时瞪大眼睛,注视右拳。然后右拳收回,左拳向前冲出,做相反方向的动作。一左一右为 1 次,共做 3 ～ 4 次。

第8式 背后七颠百病消

双脚并拢,身体直立,双手放在身体两侧。双脚脚跟抬起,头上顶,同时吸气,提肛屏气。然后双脚脚跟下落,轻轻震动地面,同时呼气,全身放松。重复做 7 ～ 8 次。

收势

双脚并拢,身体直立,双手自然下垂。深呼吸几次,调整呼吸,放松身体,然后慢慢睁开眼睛,结束练习。

练习八段锦时,动作要缓慢、柔和、连贯,呼吸要自然、顺畅,配合动作进行。初学者可以先从每个动作做 1 ～ 2 次开始,逐渐增加次数,熟练后可整套练习。同时,要注意保持正确的姿势和动作规范,避免过度用力或姿势不当造成损伤。

八段锦口诀

两手托天理三焦,左右开弓似射雕。

调理脾胃须单举,五劳七伤往后瞧。

摇头摆尾去心火,两手攀足固肾腰。

攒拳怒目增气力,背后七颠百病消。

要领:松静自然、准确灵活、练养相兼、循序渐进。

（五）八段锦的注意事项

1. 地点选择 春季、夏季、秋季可选择在公园、广场、庭院等通风通气的地点练习八段锦;在冬天可在室内练习,注意避风避寒。

2. 适宜人群 初学者不要怕,先将动作练习好,熟悉动作后再配合呼吸方法。老年人和小朋友都可以练八段锦,小朋友练习八段锦时可适当加快节奏,来提高兴趣。

3. 衣着宽松 可穿着宽松的衣服练习八段锦,以舒适为宜,不宜过紧;鞋子不宜过紧或过松。

4. 练习前后 练习前记得简单热身,练习完后要收功,比如将手搓热后放置面部,轻轻按揉头部,揉搓耳朵,敲击酸痛的部位等。

5. 练习时间 练习时间以早上 6—7 点最好,将八段锦作为晨练的一种方式是非常不错的选择,早晨较为安静,也符合中老年人出门锻炼的时间。若白天没有时间练习,那晚间 9 点前也可练习,但需注意晚上练完 1 小时后再睡觉。

6. 练习次数 在时间允许的情况下,一天可以练习 1 ～ 2 次。每次可练习 1 ～ 2 遍,中间休息 2 ～ 5 分钟接着练下一遍,以微微出汗为宜。

每周练习次数不少于 5 次,练习时切记不要心急。

7. 饭前饭后　吃饭后不要立即练习八段锦,练习八段锦后不宜马上进食,避免在过饱和过饥的状态下练习八段锦。最好在饭前、饭后半小时练习。

8. 洗澡时间　建议在练习完八段锦后 0.5 ～ 1 小时再洗澡,若只是洗手洗脸,随时都可以。

九、太极拳

（一）什么是太极拳?

太极拳,我国著名传统拳术名称。现有 24 式简化太极拳、48 式简化太极拳和 88 式太极拳等,具有动作圆活均衡、柔软放松的特点,对防病健身有较好功效,尤其适合于老弱者健身,成为具有广泛群众基础的养生活动之一,并且在世界各地产生越来越大的影响。

（二）太极拳的好处有哪些?

练习太极拳有疗疾健身、修身养性、健美益智、开悟智慧、激发潜能、技击防卫作用,可以维持健康、提升气质、提高生活质量。

1. 改善神经系统,缓解精神压力　太极拳通过意念和呼吸与动作配合,对精神创伤、神经类疾病如焦虑、神经衰弱、失眠等有较好的防治作用。

2. 改善循环系统,改进呼吸消化功能　太极拳动作舒展缓慢,让全身肌肉放松,使心脏的供血充足,肺部的氧气充足,肠胃得到蠕动锻炼,增强消化和排泄功能,所以经常锻炼太极拳,对心脏病、气管炎、慢性支气管炎、慢性非活动性肺结核、胃病、便秘、痔疮等有防治作用。

3. 提高平衡能力,预防骨质疏松　太极拳运动中,有一部分动作是专门练习平衡能力的,练习者的平衡能力得到充分的锻炼。练习太极拳时,常常一条腿支撑了全身的重量,腿部受力增加,骨质的含钙量也会增加,骨骼就变得很坚固了。所以,经常练习太极拳的人不容易摔跤和骨折。

4. 增强肌肉力量,塑造健康体态　太极拳的身法锻炼,能够使练习者的全身肌肉得到充分锻炼,保持良好的体形。

（三）太极拳的适应证和禁忌证有哪些?

1. 适应证　太极拳运动对常见的慢性疾病,包括某些器质性疾患,都有较为明显的体疗效果,如十二指肠溃疡、慢性肠炎、痔疮、肝炎、高血压、紧张性头痛、慢性支气管炎、支气管哮喘、糖尿病、关节炎、月经不调等。

2. 禁忌证　胃溃疡穿孔、大手术后、眼底出血、严重气管炎和哮喘、大病后气短脉弱、产后虚弱以及一切急性病等。另外,若感冒时,可休息2～3日;过于劳累之后,或大怒、大悲、大惊之后,可暂时不练。

（四）太极拳该如何正确练习呢?

第 1 式　起势

双脚并拢,身体放松,双手自然下垂。左脚向左迈出一步,与肩同宽。双手缓慢抬起至与肩同高,掌心向下。双手缓慢下按至腹部,掌心向下。

第 2 式　左右野马分鬃

右手向右上方划弧,左手向左下方划弧,身体随之转动。重心移至右腿,左脚收回,脚尖点地。左脚向左迈出,重心移至左腿,右手下按,左手上抬。

第 3 式　白鹤亮翅

右脚向右前方迈出,右手向右上方划弧,左手向左下方划弧。重心移至右腿,左脚收回,脚尖点地。双手在胸前交叉,右手在上,左手在下。

第 4 式　左右搂膝拗步

左脚向左迈出,左手向左下方搂膝,右手向右上方推出。重心移至左腿,右脚收回,脚尖点地。右脚向右迈出,右手向右下方搂膝,左手向左上方推出。

第 5 式　手挥琵琶

右脚收回,脚尖点地,双手在胸前交叉,右手在上,左手在下。双手向两侧分开,掌心相对。

第 6 式　左右倒卷肱

左脚向左后方退步,左手向左后方划弧,右手向右前方推出。重心移至左腿,右脚收回,脚尖点地。右脚向右后方退步,右手向右后方划弧,左手向左前方推出。

第 7 式　左揽雀尾

左脚向左迈出,左手向左上方划弧,右手向右下方划弧。重心移至左腿,右脚收回,脚尖点地。双手在胸前交叉,左手在上,右手在下。

第 8 式　右揽雀尾

右脚向右迈出,右手向右上方划弧,左手向左下方划弧。重心移至右腿,左脚收回,脚尖点地。双手在胸前交叉,右手在上,左手在下。

第9式　单鞭

左脚向左迈出,左手向左上方划弧,右手向右下方划弧。重心移至左腿,右脚收回,脚尖点地。左手向左前方推出,右手向右后方拉回。

第10式　云手

右脚向右迈出,双手向右上方划弧。重心移至右腿,左脚收回,脚尖点地。双手向左下方划弧,重心移至左腿。

第11式　单鞭

同第9式。

第12式　高探马

右脚向右前方迈出,右手向右上方划弧,左手向左下方划弧。重心移至右腿,左脚收回,脚尖点地。右手向右前方推出,左手向左后方拉回。

第13式　右蹬脚

左脚向左迈出,双手向左上方划弧。重心移至左腿,右脚收回,脚尖点地。右脚向右前方蹬出,双手向右前方推出。

第14式　双峰贯耳

右脚收回,脚尖点地,双手在胸前交叉。双手向两侧分开,掌心相对。

第15式　转身左蹬脚

身体向左转,左脚向左前方蹬出,双手向左前方推出。

第16式　左下势独立

左脚向左迈出,双手向左下方划弧。重心移至左腿,右脚收回,脚尖点地。双手向左前方推出。

第17式　右下势独立

右脚向右迈出,双手向右下方划弧。重心移至右腿,左脚收回,脚尖点地。双手向右前方推出。

第18式　左右穿梭

左脚向左迈出,双手向左上方划弧。重心移至左腿,右脚收回,脚尖点地。右脚向右迈出,双手向右上方划弧。

第19式　海底针

右脚收回,脚尖点地,双手在胸前交叉。双手向两侧分开,掌心相对。

第20式　闪通臂

左脚向左迈出,双手向左上方划弧。重心移至左腿,右脚收回,脚尖点地。双手向左前方推出。

第21式 转身搬拦捶

身体向右转,右脚向右迈出,双手向右上方划弧。重心移至右腿,左脚收回,脚尖点地。双手向右前方推出。

第22式 如封似闭

左脚向左迈出,双手向左上方划弧。重心移至左腿,右脚收回,脚尖点地。双手向左前方推出。

第23式 十字手

右脚向右迈出,双手向右上方划弧。重心移至右腿,左脚收回,脚尖点地。双手在胸前交叉,右手在上,左手在下。

第24式 收势

双手缓慢下按至腹部,掌心向下。双脚并拢,身体放松,双手自然下垂。

（五）太极拳的注意事项

1. 安静环境　春季、夏季、秋季在庭院、走廊、公园、树林、河边、空地等空气清新安静的地方比较好;冬天则选择室内场地比较好。

2. 通气避风　避免在封闭的空调环境中练习,要保持空气新鲜。在户外练习太极拳时,避免在风、雨、雪中练习。

3. 衣着宽松　上衣和裤子不宜穿得太紧,裤带的松紧也应调节适宜;鞋子要穿得舒适,不要穿太紧或太宽松的鞋子。

4. 准备活动　运动前一定要做好准备,比如伸展、弯腰、下蹲等,否则容易造成扭伤、碰伤、骨折等。

5. 合适时间　每天早晚各练习一刻钟,或一次半小时都可以。以身体微微出汗,身心愉悦放松为佳,过饥、过饱后不要立即练习太极拳,要饭前、饭后半小时后练习。

十、音乐疗法

（一）什么是五音疗法?

五音疗法是基于中医基础理论,以形神共养为核心思想,以因人、因时及因症施乐为治疗原则,运用"角、徵、宫、商、羽"五种音调的音乐来预防和治疗疾病的一种干预方法。它将声学与医学相关理论有机地结合在一起,是在世界医学史上最早确立的具有特色的声学医学理论体系,有着简单易行、安全有效、经济实惠等优势。《黄帝内经》首次将五音理论引入医疗领域,将五音与五行、五脏相联系,通过不同的音调影响五脏功能及情志活动,达到治疗的目的。大家熟悉的成语"五音不全"中的"五音",即为"角、徵、宫、商、羽"。

（二）五音疗法的好处有哪些？

中医五音疗法具有抒发情感,调节情志,调和血脉,怡养五脏等作用。如宫音悠扬谐和,可以调理脾脏,助脾健运,促进食欲;角音条畅平和,可以调理肝脏,疏肝解郁,助人入眠。

（三）五音疗法的治疗原则是什么？

五行音乐疗法的治疗原则有以下两点:一是遵循五行生克制化;二是因人、因时及因症施乐。五音应五脏,有着不同的功效,像中药一样,每一首乐曲都有其升降出入、寒热温凉等不同特性,应遵从中医诊断"四诊合参"的原则,通过望闻问切,合理运用乐曲功效以辨证施乐,调和五脏六腑之阴阳、气血盛衰,以达到"乐与人和、天人合一"的境界。

（四）五音疗法是如何发挥治疗疾病的作用呢？

1. 五音通过意象与五行相通　音乐是人类情感的一种符号、一种语言,是人心情绪的流露和表达。正是因为人们可以通过音乐所产生的意象来表达内心的情感,才有伯牙与钟子期"高山流水遇知音"的佳话。中国传统艺术如音乐、诗词、书画等,有着共通的特质——意象。正如"歌以言志、文以载道"之意,五音通过意象与五行相通,如肝木的舒展、心火的上炎、脾土的敦厚、肺金的内收、肾水的寒凉,产生不同情绪,调节气机运行,内应五脏,调理脏腑气血阴阳。

2. "形神共养"是五音疗法的核心思想　五音疗法强调形体与精神的统一,注重"形神共养"和"身心双修"。传统医学认为,五音一方面可以让乐曲与脏腑产生共鸣,达到动荡血脉、影响五脏气血阴阳的作用;另一方面可以感染、调节情绪,进而起到调畅精神的作用。而现代医学研究证实五音疗法对人体的影响也主要有物理作用和心理效应两大方面。物理作用上,音乐是一种具有一定规律的声波振动,传入机体后可与脏腑经络的相应振动产生有益的共振,促进气血运行、脏腑调和,这是"形"的调理;心理效应上,音乐通过刺激人体大脑特定区域,提高神经细胞的兴奋性,使情绪得到改善,这是"神"的调护。现代研究理论与五音疗法形神共养思想不谋而合。

（五）五音疗法包含哪些曲目呢?

1. **角调式音乐**　指以角音为主音调的音乐,其性升发条达,具有舒展悠扬、生机蓬勃的特点,《晋书·律历上》云"闻其角声,使人恻隐而仁爱",代表乐曲如《姑苏行》《春风得意》《江南好》《庄周梦蝶》《鹧鸪飞》《胡笳十八拍》等。角调,为春音,五行属木,五志主怒,五色主青,与人体肝胆相通,有益于肝疏泄及藏血,具有疏肝理气、调畅解郁之功效,对肝郁不舒所致诸症作用尤佳,如胁肋疼痛、头目胀痛、易怒或抑郁等。根据子午流注理论,丑时(1—3点)足厥阴肝经最旺,子时(23点—次日1点)足少阳胆经最旺,故睡前聆听角调式音乐可达到最佳效果。

2. **徵调式音乐**　指以徵音为主音调的音乐,其性火热炎上,具有轻松活泼、欢快热烈的特点,《晋书·律历上》云"闻其徵声,使人乐善而好施",代表乐曲如《喜相逢》《喜洋洋》《紫竹调》《步步高》《山居吟》《金蛇狂舞》及民歌《浏阳河》等。徵调,为夏音,五行属火,五志主喜,五色主赤,与人体的心和小肠相通,有益于心藏神及心主血脉,具有安神定志、助心行血之功效,对心系疾病治疗作用凸显,如失眠多梦、心悸怔忡等。根据子午流注理论,午时(11—13点)手少阴心经最旺,未时(13—15点)手太阳小肠经最旺,故此时听徵调式音乐可达到最佳效果。

3. **宫调式音乐**　指以宫音为主音调的音乐,其性冲和,具有敦厚庄重、柔和沉静的特点,如大地孕育承载万物,《晋书·律历上》云"闻其宫声,使人温良而宽大",代表乐曲如《秋湖月夜》《春江花月夜》《梅花三弄》《鸟投林》《花好月圆》等。宫调,为长夏音,五行属土,五志主思,五色主黄,与人体脾胃相通,有益于脾主运化及脾藏意,具有健脾益胃、运化布精之功效,对腹胀便溏、纳呆脘闷及思虑过度等疗效确切。根据子午流注理论,巳时(9—11点)足太阴脾经最旺,辰时(7—9点)足阳明胃经最旺,故在午餐前或早餐后听宫调式音乐可达到最佳效果。也有学者认为,在进餐时或进餐后一小时,即脾运化水谷时,聆听宫调式音乐效果最佳。

4. **商调式音乐**　指以商音为主音调的音乐,其性清肃,具有高亢悲壮、雄伟激昂的特点,《晋书·律历上》云"闻其商声,使人方廉而好义",代表乐曲如《阳关三叠》《江河水》《高山流水》《广陵散》《阳春白雪》及《黄河大合唱》等。商调,为秋音,五行属金,五志主悲,五色主白,与人体肺与大肠相通,有益于肺主气及肺藏魄,具有宣降肺气、调补肺卫的功效,针对肺系疾病及情绪悲伤时效果明显。根据子午流注理论,认为寅时(3—5点)手太阴肺经最旺,卯时(5—7点)手阳明大肠经最旺,故晨起时聆听商调式音乐可达到最佳效果。

5. 羽调式音乐　指以羽音为主音调的音乐,其性如流水,具有清幽澄明、清澈柔润的特点,《晋书·律历上》云"闻其羽音,使人恭俭而好礼",代表乐曲如《昭君怨》《二泉映月》《平沙落雁》《塞上曲》《梁山伯与祝英台》《小夜曲》等。羽调,为冬音,五行属水,五志主恐,五色主黑,与人体肾和膀胱相通,有益于肾主水和肾藏志,具有补肾益精、填髓健脑之功效,尤益于腰膝酸软、记忆力减退、过度惊恐等。根据子午流注理论,认为酉时(17—19点)足少阴肾经最旺,申时(15—17点)足太阳膀胱经最旺,故此时听羽调式音乐可达到最佳治疗效果。参见表3-3。

(六)如何自行选择音乐呢?

五行音乐,曲调悠扬,旋律优美,能使人忘却烦恼,促进身心健康。不同类型的患者,可根据不同个性选用不同的音乐疗法。下面提供几个可参考的"音乐处方":

1. 治疗失眠　《渔歌唱晚》《梁祝》《良宵》《莫扎特摇篮曲》《海顿小夜曲》等。

2. 治疗躁动、焦虑　《二泉映月》《水龙吟》《梁祝》《天鹅》《降E大调夜曲》等。

3. 治疗抑郁　《春江花月夜》《昭君怨》《E小调第一钢琴协奏曲》《G大调小步舞曲》等。

4. 治疗神经衰弱　《夜深沉》《彩云追月》《降E大调第五钢琴协奏曲》《格林卡幻想圆舞曲》等。

5. 治疗糖尿病　《青春舞曲》《花好月圆》《鸟投林》《秋湖月夜》《阳关三叠》《阳春白雪》《江河水》《广陵散》《高山流水》等。

(七)五音疗法的具体干预方法

根据"五音入五脏"原理及"同声相应、同气相求"原则,针对不同的疾病病机特点,选择相应的五行音乐。

1. 为避免同一首音乐久听生厌,故可选择多个曲目反复聆听。

2. 可将曲目拷贝至手机或电脑,以便聆听。

表 3-3　五行音乐归类及代表曲目

分类		角	徵	宫	商	羽
	五音	角	徵	宫	商	羽
	五行	木	火	土	金	水
	五色	青	赤	黄	白	黑
	五脏（腑）	肝（胆）	心（小肠）	脾（胃）	肺（大肠）	肾（膀胱）
	五志	怒	喜	思	悲	恐
	五季	春	夏	长夏	秋	冬
	五味	酸	苦	甘	辛	咸
	五脉	弦	洪	缓	浮	沉
主要功效		疏肝理气	养心安神	健脾益胃	宣肺补肺	补肾摄精
曲调特点		舒展悠扬，高而不亢，蓬勃盛然，生机勃勃	轻松活泼，欢快热烈，如火焰跃动，热力四射	典雅、柔和、沉静、敦厚庄重，如大地蕴含万物，辽阔宽厚	高亢悲壮，铿锵有力，雄伟激昂而肃穆	清幽澄明，清澈柔润，如天垂晶幕，行云流水
代表曲目		《姑苏行》《鹧鸪飞》《春风得意》《胡笳十八拍》《江南丝竹乐》《江南好》等	《喜洋洋》《步步高》《紫竹调》《喜相逢》《渔歌》《山居吟》《金蛇狂舞》等	《花好月圆》《鸟投林》《春江花月夜》《秋湖月夜》《梅花三弄》等	《阳关三叠》《江河水》《黄河大合唱》《阳春白雪》《高山流水》等	《船歌》《梁　祝》《二泉映月》《昭君怨》《汉宫秋月》《平沙落雁》《塞上曲》等

3. 每周 5 次,每次持续 30 分钟。

4. 音量控制在 30 ～ 40dB,具体以患者感觉舒适、悦耳为度,同时应避免在聆听音乐过程中受到灯光、电话、声音等各种干扰,嘱患者闭上双眼、调整呼吸,全身心沉浸在五行音乐的意境之中。

第四章

救在身边
——实用急救知识与技术

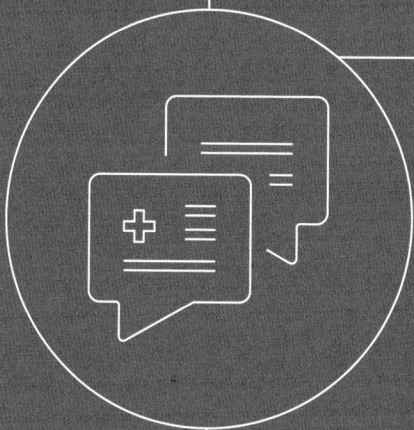

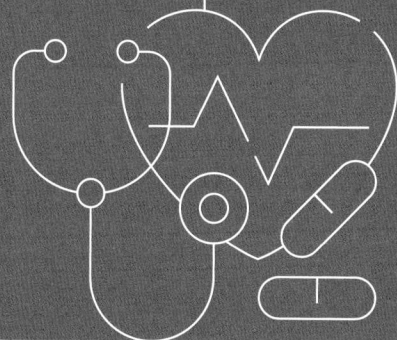

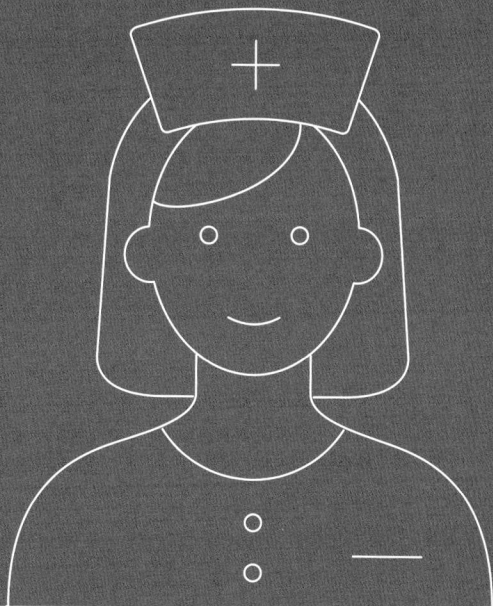

第一节

三九四九冰上走——关于冻伤你需要知道的事

冬日悄然来临,川西的景色美不胜收。但是冰天雪地,大雪伴着寒风更像是一把利剑,总往衣袖里面钻,割得人遍体鳞伤,冷得人鼻头发酸,冻得人双脚像冰。数九寒天,不管外面天地冰封,或是白雪皑皑,学会关于冻伤的知识,保护自己,平安过冬!

一、冻伤有哪些症状?

1. 受冻后可出现皮肤损伤、受冻部位皮肤苍白或青紫、冰凉、发硬、丧失知觉,更严重的情况则会出现流脓、坏死。

2. 如果长时间处于极低温环境,身体会出现缺氧、低血压、意识丧失、休克等症状。

二、如果不小心被冻伤,该如何处理呢?

1. "脱离" 立即脱离低温环境和冰冻物体,如衣服被雨雪打湿,立即脱掉。

2. "取暖" 转移到暖和的地方,换上干衣服,喝杯热水,裹上毯子,采取全身保暖措施。

3. "浸泡" 把冻伤部位完全浸入温水里。注意:别用热水(让没有冻伤的人试试水温,确保是温水),以免皮肤太快变热,损伤皮肤组织。浸泡冻伤部位 30 ～ 40 分钟。

4. "观察" 若出现皮肤苍白、起水疱等情况,立即去医院。

三、冻伤处理的几个误区,你都知道吗?

1. 不可以用火烤复温 冻伤后,血管收缩,会造成血管痉挛,从而出现血液流通不畅。烤火后,表面血管扩张了,但内部血管却仍会处于痉挛状态,会加重血液循环不良,加重损伤。而且冻伤后的皮肤不能灵敏感受温度。

2. 不可以用搓雪增加温度 不能用搓雪的方式来增加温度,那样只会导致冻伤和皮肤破损。

3. 不可以用喝酒和抽烟来防治冻伤　人们常说：喝口酒暖暖身子。但是冻伤后喝酒会刺激血管痉挛，加剧失温。

四、九字口诀教你御寒！

1. 选暖衣

（1）冬季天气难测，外出时查看天气，不要长时间在户外逗留，备足衣物御寒，且要注意保持衣物干燥。

（2）不要长期把身体部位暴露在寒冷环境中，注意衣领、裤腿等缝隙处。袜子扎秋裤，秋裤扎秋衣，保证寒冷空气无法侵袭你的身体。

（3）特别要注意保护双耳、双手和双脚。这些都是最常被冻伤的部位。戴有耳的帽子、戴手套。

2. 吃热食　可多食用牛肉、猪肉、鸡肉、鸡蛋等高热量高蛋白的食物，且不要在冬天减肥！

3. 多运动　坚持规律锻炼，提高身体免疫力。

第二节

围炉取暖易中招，警惕一氧化碳中毒

秋冬渐至，天气转凉，大家可能会使用煤炉、炭火盆、燃气取暖器等方式取暖、做饭、洗澡等。如果煤炭、木炭、燃气等燃烧不充分就会产生一种"无色、无味且不易察觉"的气体——一氧化碳（CO）。人体一旦吸入大量一氧化碳，血液就会丧失携氧能力，引起身体组织缺氧，严重者可导致死亡，这就是一氧化碳中毒。

一、哪些情况下容易发生一氧化碳中毒呢？

1. 在通风不良的房内燃烧煤炭、木炭、柴火等用于取暖、做饭时，由于空气不足、燃料燃烧不充分，容易导致一氧化碳聚集，发生一氧化碳中毒风险。

2. 长时间使用燃气热水器、燃气灶,门窗密闭通风不良,空气不足,燃气燃烧不充分,导致室内一氧化碳浓度快速升高,导致中毒事故发生。

3. 燃气热水器安装、使用不规范,导致燃烧废气排放、泄漏,甚至倒灌到室内,导致一氧化碳中毒。

4. 在开启空调的密闭机动车内停留时间过长,甚至睡觉,可能发生一氧化碳中毒。

二、一氧化碳中毒的常见症状表现为什么呢?

一氧化碳中毒主要表现为头痛、头晕、心悸,面色潮红,嘴唇呈樱桃红色。根据血液中碳氧血红蛋白浓度分为三型:

1. **轻型** 中毒时间短,感觉头痛、眩晕、心悸、恶心、呕吐、四肢无力,甚至出现短暂晕厥。

2. **中型** 中毒时间稍长,表现出多汗、烦躁、走路不稳、皮肤苍白、意识模糊、虚脱或昏迷等症状,皮肤和黏膜呈现樱桃红色。

3. **重型** 发现时间晚或短时间内吸入高浓度的一氧化碳,出现深度昏迷,呼之不应,大、小便失禁,四肢厥冷,血压下降,呼吸微弱或停止。

三、一氧化碳中毒的急救原则

当人们意识到发生一氧化碳中毒时,往往为时已晚。因为支配人体运动的大脑皮质最先受到麻痹损害,手已不听使唤。所以,一氧化碳中毒者往往无法进行有效的自救。当发现身边有人出现一氧化碳中毒时,应按下列方法进行救护:

1. 进入室内时用湿毛巾捂住口鼻,不要开灯或使用火柴,以免爆炸。

2. 立即打开门窗,流通空气,并使中毒者脱离中毒环境,转移至空气新鲜的地方,解开衣扣、腰带,使中毒者头后仰,如口腔有分泌物及时清理,保持呼吸道通畅。

3. 中毒者安静休息,避免活动后加重心、肺负担及增加氧的消耗量。

4. 迅速呼救,立即拨打 120 电话。

5. 等待急救人员到来期间,随时观察中毒者病情变化,一旦发生心搏骤停,可实施心肺复苏。

四、如何预防一氧化碳中毒？

1. 家中用煤炭、木炭或燃气等炉具时常要开窗通风,使室内空气流通,避免通风不良。居室内火炉要安装烟囱,烟囱结构要严密,排烟排气良好。

2. 使用热水器、煤气灶具之前应闻闻有无煤气味,确定是否漏气;使用时,要保持良好的通风状态。切勿在密闭房间洗浴以及洗浴时间过长,使用完要检查热水器是否完全关闭。

3. 定期对燃气、煤气、热水器的减压阀和皮管进行检修,如发现破损、锈蚀、漏气等问题应及时更换。有条件的情况下,在可能产生一氧化碳的地方安装一氧化碳报警器。

4. 切勿在开启空调下的密闭机动车内停留时间过长,甚至睡觉。即使是在行驶中,也应经常打开车窗,让车内外空气产生对流。驾驶或乘坐空调车如感到头晕、四肢无力时应及时开窗呼吸新鲜空气,感觉不适时立即停车休息。

第三节

小心火苗不要碰,烤串暖手烫伤痛

寒冬时节,大雪纷飞,北风呼啸,大家可能都窝在家里烤火取暖,围炉煮茶,或者烤着肉串、大口喝酒,好不惬意！但是一不小心,微醺的你可能就被飞溅的火苗,滚烫的酥油茶,甚至香喷喷的肉串烫伤了！

一、烫伤了,如何判断伤得严重与否呢？

烧烫伤后,可以根据烧伤的深度评估伤情的严重程度。目前多采用国际通用的三度四分法,即一度烧伤、二度烧伤(分为浅二度和深二度)、三度烧伤。

怎么能做到简单又快捷地判断烧伤的深度呢？

1. 一度烧伤　又称红斑性烧伤,表面红彤彤的,火烧火燎,呈烧灼感,关键是没有水疱。

2. 二度烧伤 又称水疱性烧伤,烧伤的程度和水疱的大小、疼痛的程度有关。如果是大小不一的水疱,潮湿又剧痛,那就是浅二度烧伤;如果是小水疱,闷闷地钝痛,或者就像扯一根头发那样的痛就是深二度烧伤。

3. 三度烧伤 又称焦痂性烧伤,伤处焦黑或者炭化,感觉不到疼痛。

二、如果不慎被烫伤,如何紧急处理呢?

1. "冲水" 一旦烫伤,不要急着去脱衣服,而是立即将烫伤的部位用流动凉水冲洗,可以降温,减少高温持续作用于皮肤带来的损伤,也可以减轻疼痛和肿胀。具体要冲多久呢? 一般至少要冲 30 分钟,也可以冲到不痛为止。

2. "脱" 脱掉烫伤部位的衣服。但是脱衣服前,一定要先用冷水冲洗降温,再在冷水中,小心脱掉覆盖烫伤部位的湿热衣物。如果发现衣服和皮肤有粘连,不可以强行撕脱,以免带来更大的伤害。可以选择在流动水冲洗的情况下,用剪刀把伤口附近的衣服剪掉。

3. "泡" 如果烫伤的部位是四肢,并且烫伤面积不大,可以直接将经过冲洗的烫伤处再次浸泡在冷水中 30 分钟,继续降温,可以缓解疼痛。在浸泡的过程中,其他部位要注意保暖,切不可感冒了。

4. "盖" 冲洗浸泡结束后,觉得疼痛感减轻,用干净的毛巾、纱布、布巾松松地覆盖伤口,不要裹紧,也不要按压。盖的目的主要是防止转送医院的过程中出现污染和碰触,带来二次伤害。

5. "送" 在对烧烫伤部位进行降温处理后,再次观察皮肤。如果只有皮肤发红,一般 3 ~ 5 天就能愈合。如果出现大水疱和剧痛,可用消毒针头刺破水疱,使水疱液流出来,涂抹烫伤膏或紫草油,用干净的布包起来,2 周左右也能愈合。如果烧烫伤部位痛感不明显或者无痛感,并有些小水疱,皮肤形成焦痂,就一定要送医院。

三、烫伤急救的禁忌

1. 切忌急着脱衣服查看伤情,应立即用冷水冲。

2. 切忌随意刺破烫伤形成的水疱。较大的水疱可在皮肤消毒后,使用无菌注射器抽吸出水疱内的液体。

3. 切忌用酱油、牙膏、香灰、香油等涂抹在创面上! 容易导致创面感

染,影响烧伤创面的愈合。除了用冷水冲、泡,不要在创面上涂任何物品,
包括抗生素、红药水(汞溴红溶液)、紫药水(甲紫溶液)等,会影响医生判
断创面,冲洗浸泡降温后到医院,由专业人员进行清创后处理。

第四节

阿哥阿姐莫贪杯,当心酒精中毒

在庆祝佳节、喜迎宾客之时,各族同胞都有饮酒的习惯,于是免不了畅
饮尽兴之时,一不小心"喝多了"。

一、"喝多了"都有什么表现?

饮酒后的临床表现,可因个人饮入量、耐受性和身体状态的区别而不
同。常分为 3 种情况。

1. 轻度症状　主要是兴奋、多语健谈,或沉默、语无伦次,情绪不稳
定,易激怒。

2. 中度症状　言语含糊不清,能行走,但明显动作不协调;嗜睡,但能
被唤醒。还可有头痛,恶心、呕吐。

3. 重度症状　昏迷,呼之不应,脸色苍白,口唇发绀,皮肤湿冷。

二、"喝多了"要紧吗?

"喝多了"之后一般根据症状和表现采取不同的处理办法。

1. 轻度症状者,一般无需特殊处理,停止饮酒后症状可逐渐消失,但
需观察因胃内酒精进一步吸收造成的症状加重。

2. 中度症状者,尽量安静休息,防止外伤,可多饮水以加速酒精代谢,
促进其排出体外。

3. 重度症状者,常常体温下降,需及时保暖;也需预防意识不清醒时
发生呕吐,容易堵塞呼吸道引发窒息甚至死亡。需立即拨打 120,紧急送
往医院行进一步抢救治疗。

三、关于喝酒的几点小常识

1. 学会正确的解酒方法,如咖啡、醋、浓茶不能解酒;糖水可保肝、解酒。

2. 多种常用感冒药、抗生素等药物易和酒精发生反应。服用药物期间不宜饮酒。

3. 不能空腹饮酒,饮酒前半小时宜先饮用适量牛奶或酸奶,或进食后再饮酒。此方法可以保护胃黏膜,减缓酒精吸收,降低中重度症状的发生率。

第五节

快速解决狼吞虎咽"卡脖子"

中华美食博大精深,狼吞虎咽时美食卡脖子了怎么办?

一、"卡脖子"的症状和表现有哪些?

当异物吸入气管时,会突然发生刺激性咳嗽、声音嘶哑、呼吸困难。由于异物误入气道时,人们会感到极度的不适,常常不由自主地以一手呈"V"字状地紧贴于颈部,以示痛苦和求救,同时有不会说话、无法有效咳嗽、鼻翼翕动、面色青紫、呼吸微弱,甚至意识丧失倒地等表现。

二、发生"卡脖子",应如何紧急处理?

(一)站立成年人

1. 窒息者通常会用手捂住喉咙。

2. 告诉窒息的人你想帮助他们,让他们知道救援方法并执行。

3. 双腿分开站在对方身后,搂着对方的腰。轻轻地将双臂缠绕在窒息者的腰上,使其身体稍微向前倾斜。

4. 施救者一手握拳,将拳头的虎口端(拳眼)放在患者胸腔下方,肚脐上方,再将另一只手包在拳头上。

5. 用力快速地按压腹部,向内、向上用力。快速连续进行 5 次按压腹部,如果无效,重复按压 5 次(图 4-1)。

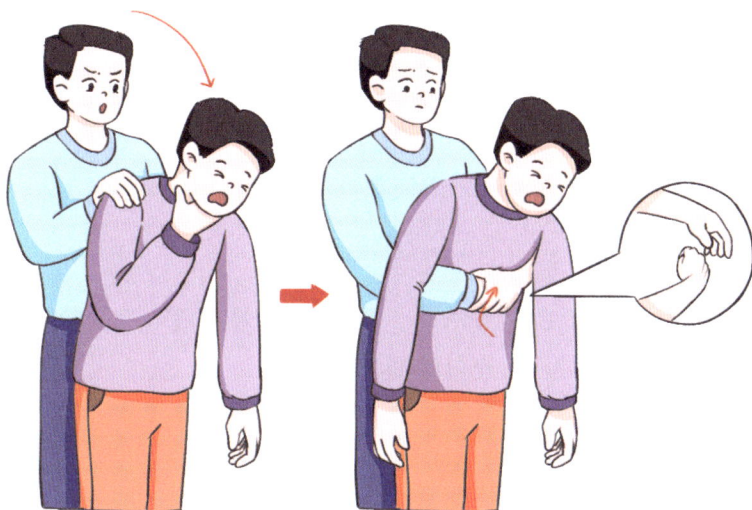

图 4-1　成人站立海姆利希手法

(二)晕倒成年人

1. 如果患者已倒地,让他们仰面向上。

2. 施救者骑跨于受助者大腿外侧。

3. 将一只手放在另一只手上,一起放于胸腔下方、肚脐上方的区域(心窝子)。

4. 利用自身体重,将手按向患者的腹部,向上快速冲击腹部 6 ～ 8 次,多次重复,直到物体从喉咙中排出。

(三)一岁以内的婴儿

1. 将婴儿面朝下趴卧在急救者前臂,双腿骑跨于两侧,头低于躯干,急救者手握住婴儿下巴并固定好头部,并放在自己的大腿上。

2. 用一只手的掌根用力拍击婴儿两肩胛骨之间的背部 5 次。

3. 如果没有物体吐出,将婴儿翻转,仰面向上,仍保持头低于屁股,用手支撑婴儿头部。

4. 将食指和中指放在婴儿两个乳头中间的胸骨上,用力按压 5 次,检查异物有没有吐出。如果没有,翻转拍击两肩胛骨之间的背部 5 次,直至将异物吐出。

（四）救自己

1. 单手握拳。

2. 将拳头的拇指侧贴近腹部，放在肚脐眼上两根手指处，将另一只手包在拳头上。

3. 用力向内向上快速连续冲击 4 ～ 6 次。

（五）施救后检查

异物排出后，建议到医院后做检查，以防冲击后有损伤。

三、如何避免"卡脖子"的发生呢？

1. 老人、孩子的食物切成小块儿，大块儿容易造成卡喉的危险。

2. 吃饭时要细嚼慢咽，充分咀嚼。

3. 孩子和老人少吃果冻、珍珠奶茶等容易卡喉、呛咳的食品。

4. 口中含有食物时，避免讲话、大笑、走路和跑步；小朋友不要把玩具、物件、坚果等放入口中。

第六节

菌子进肚出幻觉，上吐下泻要催吐

野生菌（野生蘑菇）是大自然给人类的馈赠，每到一年一度品尝野生菌的好时节，大量牧民及游客都对野生菌垂涎。需要提醒的是，品尝野生菌美味的同时也需防范野生菌中毒。当食用野生菌后出现恶心、头晕、呕吐，或者幻视、幻听的症状，那就是提示您"可能中毒了"。

一、食用毒菌的症状和表现有哪些？

1. 食用毒菌 10 分钟到 2 小时内出现无力、恶心、呕吐、腹痛、水样便，一般不发热，严重者可以出现脱水，引起周围循环衰竭（胃肠型中毒）。

2. 精神兴奋、精神错乱、精神抑制等症状，可以出现头昏、恶心、呕吐、烦躁、幻听、幻觉等现象，少数人还有被迫害的妄想，出现类似精神分裂的症状。食用者还会狂奔、乱跑，甚至有伤害的行为（神经精神性中毒）。

3. 在食用毒菌 6 ～ 12 小时后,除胃肠道的表现之外,还有贫血、肝大等症状。在进食毒菌 10 ～ 30 小时后,还会出现肝、脑、心、肾多器官功能障碍,以肝脏的损害最为明显,部分患者还出现精神症状(溶血性中毒)。

二、食用毒菌后的应急处理

第一时间拨打 120,及时就医,同时按以下方法处理。

1. 清醒的患者,第一时间大量饮用清水或稀盐水,最少 1 000ml,喝完之后用勺或者筷子压住舌根,把吃进去的食物呕吐出来,一直吐到清水出来,尽量减少毒素在消化道的吸收,减轻中毒的症状,防止病情加重。吐后再饮用少量的盐糖水,补充体液,防止休克。

2. 对已昏迷的患者,不要强行对其口内灌水,防止窒息,尽快送至医疗机构。

3. 保留呕吐物和剩余的野生菌样品,供专业人员救治。

常见野生菌中毒
(视频)

三、如何避免食用野生菌中毒?

1. 牧民朋友需增强自我健康安全意识,不采摘、出售、购买和食用不熟悉、难辨别的野生菌。

2. 食用野生菌应避免多种类混杂烹饪,加工时一定要烧熟、煮透,不要烧烤食用,严禁生吃凉拌! 不宜同时饮酒,有的毒菌在酒精的作用下,可以促进胃肠黏膜加速毒素的吸收,也就是说会加重中毒的症状。

3. 食用野生菌后,如果出现头晕恶心、呕吐、腹痛、腹泻、烦躁不安、幻觉等症状一定要第一时间到最近的医疗机构就诊。

第七节

电是工具，也是凶器，小心电击伤

插座虽小,安全事大,不规范使用家用电器、电源、误触断落的电线等,容易引起触电事故。特别是盛夏雷雨交加时,需防范被雷电击中。

一、被电击伤了,有什么症状?

1. 全身表现 轻度电击伤,触电者可出现惊恐、心慌、面色苍白、呼吸困难、头晕、乏力、心律失常等症状。重度电击伤,触电者可出现昏迷、抽搐、休克、呼吸暂停(假死状态)、心室纤颤等症状。如果不及时抢救,会导致死亡。

2. 局部表现 触电部位有电灼伤,组织焦化、碳化等表现。

二、如果不慎被电击伤,应如何紧急处理?

1. 迅速脱离电源

(1)关闭电源:如果是低压触电,迅速关闭电源开关或拔掉电源插头。

(2)挑开电线:如无法切断电源开关,施救者可利用干燥的木棒、竹竿等绝缘物品挑开电线。

(3)切断电路:若在野外或远离电源开关的地方,尤其是雨天,施救者不能接近触电者,不便将电线挑开时,可用干燥绝缘的木柄刀具、斧头或锄头等工具将电源斩断,同时妥善处理残端,防止带电导线断落触及其他人体。

(4)高压触电:应远离现场,拨打电力管理部门电话和急救电话。在电力部门处理之前,禁止进入触电现场。

2. 检查触电者身体情况

(1)将脱离电源的触电者迅速移至通风、干燥处,将其仰卧,松开上衣和裤带。

(2)观察触电者的瞳孔是否放大。

(3)观察触电者有无呼吸存在。

(4)摸一摸触电者颈动脉有无搏动。

3. 轻型触电者处理措施 就地观察及休息 1 ~ 2 小时,减轻心脏负荷,促进恢复。

4. 重型触电者处理措施

(1)对"有心跳而呼吸停止"的触电者,应采用"人工呼吸法"进行急救。

(2)对"有呼吸而心跳停止"触电者,应采用"胸外心脏按压法"进行急救。

（3）对"呼吸和心跳都已停止"的触电者，应同时采用"人工呼吸法"和"胸外心脏按压法"进行急救。

三、如何避免被电击呢？

（一）生活用电

1. 不用手或导电物（如铁丝、钉子、别针等金属制品）去接触、试探电源插座内部。

2. 不用湿手触摸电器，不用湿布擦拭电器。

3. 不随意拆卸、安装电源线路、插座、插头等。移动、安装电器要先断电。

4. 不私拉线、不乱接线，严禁私自从公用线路上接线。

（二）雷雨闪电

1. 室内　关门关窗；慎用有线和无线电话以及电脑；不宜使用太阳能热水器；家中如不慎渗水，先切断电源；雨天回家切记擦干手脚。

2. 室外　不在树下或广告牌下避雨；不在高压电线铁塔下停留；不靠近电线杆或斜拉铁线；不触摸电线附近的树木。

四、安全标识口诀请记牢

安全标识口诀

电器插座别乱动，开关不能瞎摆弄；
打雷天要闭开关，防止雷击一瞬间；
遇上事故莫惊慌，切断电源是首选；
有人触电莫牵手，干燥竹木可断电；
触电伤员要平躺，检查呼吸和心跳；
人工急救不间断，联系医生要快点；
清口捏鼻手抬颌，深吸换吹口对紧；
张口困难吹鼻孔，五秒一次不放松；
手根下压不冲击，突然放松手不离；
手腕略弯压一寸，一秒一次较适宜。

第八节

被蜂子"锔"了咋个办？
教你摆脱"招蜂引蝶"的困扰

夏秋时节，草木芳华，正是放牧、收割的好时节，也是各类"蜂出没"的时候，户外进行放牧、收割、劳作时需特别注意防范"被蜂蜇"。

一、被蜂锔了，有什么症状？

（一）红肿、疼痛、瘙痒

被蜂锔（jū）了，有的可能会在伤后 12 ～ 36 小时红肿范围扩大，或继发细菌感染。如果被蜇部位为眶周和口腔，可能会引起角膜、结膜水肿，眼内感染，咽喉部水肿，甚至窒息。

（二）过敏反应

过敏反应的严重程度，与个人对蜂毒的敏感性有关。马蜂引起的过敏反应更常见。

1. 皮肤表现　荨麻疹、全身皮肤红斑。

2. 消化系统症状　恶心、呕吐、腹痛、腹泻。

3. 呼吸系统症状　哮喘、咽喉部水肿。

4. 心血管系统症状　头晕目眩、意识模糊、血压下降、休克。

（三）脏器损害

脏器损害严重程度与蜂毒量有关，被越多蜂蜇伤，脏器损害越严重。常见的有肾脏损伤，表现为尿量减少、酱油色尿、腰痛等；肝脏损伤，表现为皮肤黄染、肝区疼痛等。

二、如果不慎被蜂蜇伤，不要慌，按以下方法处理

（一）拔针

蜜蜂蜇一般有针，需拔出针或用针挑出，马蜂蜇一般无针。

（二）冲洗

蜜蜂蜇一般采用弱碱性液体冲洗，如肥皂水、苏打水、淡石灰水；马蜂蜇一般采用弱酸性液体冲洗，如食醋、醋酸水，稀盐酸等。

（三）冰敷

冰敷 20 分钟,症状会迅速消失。间隔 5 小时后再次冰敷。

（四）涂擦

被蜇处可涂抹抗组胺药,约 30 分钟到 1 小时,症状会缓解;或涂抹大量的氢化可的松软膏,4 小时后重复一次;或涂抹牙膏,但可能会有刺痛感,勿挠痒痒,5 小时后再重复一次;或涂敷生洋葱、土豆。

（五）观察

1. 局部过敏,如荨麻疹,或皮肤发红、痒,可口服氯苯那敏、氯雷他定等药物。

2. 疼痛严重者,可口服布洛芬或吲哚美辛等止痛药物。

3. 呼吸困难、头晕目眩、咽喉梗阻、全身冰凉、意识模糊等症状,立刻送医就诊。

三、如何避免被蜂蜇呢?

山林、草原等户外场地活动时做到"一要""五不要"。

1. "一要" 要穿长袖长裤。

2. "五不要"

（1）防蜜蜂,不要穿颜色过于鲜艳的衣服,因为蜜蜂喜欢鲜艳的颜色。

（2）防马蜂,不要穿白色的衣服,因为马蜂是色盲,对白色敏感。

（3）随身携带的甜食、含糖饮料不要外露。

（4）不要招惹蜂类,尽量远离蜂巢蜂群。

（5）若被蜂追击,不要乱跑、不要扑打,应就地蹲下或扑倒,用衣物遮挡头、颈等身体外露部位,待蜂群平息离开。

第九节

学会这些，动物咬伤不用慌!

日常生活中,被动物咬伤的情况十分常见,无论被宠物咬伤,还是被野生动物咬伤,都需要掌握相关急救技能,及时处理,减轻伤害,预防严重并发症。

一、猫犬咬伤

（一）被猫、犬咬伤，有什么症状？

1. 局部症状 局部有被撕咬形成的牙痕和伤口，周围水肿，皮下出血、血肿，局部疼痛。部分病例在 8 ～ 24 小时后出现伤口感染表现，伤口疼痛加剧，周围逐渐红肿，出现脓性分泌物，分泌物可有异常气味。从咬伤部位向外扩散红丝，咬伤部位上方淋巴结肿大。

2. 全身症状 全身症状一般较轻，如伤口感染严重可出现淋巴管炎、头痛、头晕、发热等症状，甚至出现脓毒症、化脓性关节炎、骨髓炎、脑脓肿等并发症。

3. 狂犬病症状 人被猫、狗咬伤可能感染狂犬病毒，潜伏期平均20 ～ 90 天，发病时表现为恐水、吞咽困难、呼吸麻痹、进行性瘫痪等。一旦发病，目前无有效药物治疗，病死率接近 100%。

（二）如果不慎被猫犬咬伤，该如何进行紧急处理？

1. "挤" 从近心端向远心端，挤出污血；如果伤口流血不止，应压迫止血。

2. "冲" 用肥皂水和流动清水，交替冲洗伤口 15 分钟。

3. "消毒" 用碘伏涂擦伤口或清洁伤口内部，消毒后裸露伤口，不要包扎。

4. 注射疫苗 尽快到医院接种狂犬疫苗，接种越早，效果越好。

二、毒蛇咬伤

（一）被毒蛇咬伤，有什么症状？

毒蛇咬伤人，多发生在 4—10 月。不同蛇的毒素会导致不同中毒症状，大致有以下三种类型。

1. 神经毒型 被银环蛇、金环蛇、海蛇等咬伤可引起。特点是局部症状不明显，伤口仅有轻微刺痛感或麻木感，不红、不肿，1 ～ 6 小时后，出现睁眼乏力、瞳孔散大、吞咽困难、流口水、四肢乏力等症状，比较严重的患者还会出现呼吸困难、喉头水肿的情况，不及时救治可能危及生命。

2. 血液毒型 被竹叶青、五步蛇、烙铁头等毒蛇咬伤可引起。特点是局部症状重，全身中毒症状明显，发病急。伤口明显剧痛、红肿，严重的还会出现水疱、皮下瘀斑、局部组织坏死等情况；全身症状有胸闷、气促、心悸、烦躁不安及全身广泛性出血(如咯血、呕血、鼻血、便血、血尿),严重者甚至血压下降,少尿,无尿,循环衰竭,危及生命。

3. 混合毒型 被眼镜王蛇、蝮蛇等咬伤可引起,以上两种症状可同时出现,局部伤口以血液毒型表现为主,如出现红肿、瘀斑、血疱等;全身表现以神经毒型表现为主。死亡的主要原因是以神经毒素为主。

(二)如果不慎被毒蛇咬伤,该如何进行紧急处理?

蛇毒属于剧毒,被毒蛇咬伤后,早期自救至关重要。

1. "停" 避免奔跑快走,应坐下自救,或向同伴呼救。

2. "绑" 用鞋带、裤带等绑扎伤口的近心端,防止毒素吸收。绑扎后,每隔20分钟松绑1次,每次1~2分钟,防止伤处淤血坏死(图4-2)。

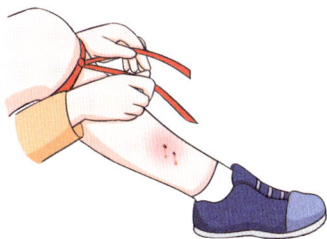

图 4-2 毒蛇咬伤的现场处理——"绑"

3. "拔" 如伤口有毒牙残留,须立即拔出,如毒牙较深,可用清洁的针等尖锐物品将其挑出。

4. "冲" 用凉水、泉水或肥皂水等冲洗伤口及周围皮肤(图4-3)。

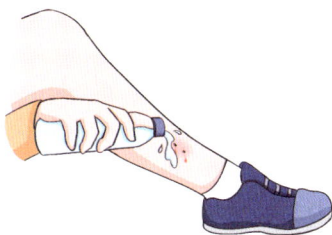

图 4-3 毒蛇咬伤的现场处理——"冲"

5. "排" 排出毒液有以下几种方法。

(1)挤压法:由近心端向远心端均匀挤压,边挤压边冲洗,也可将伤口浸入清水中(图4-4)。

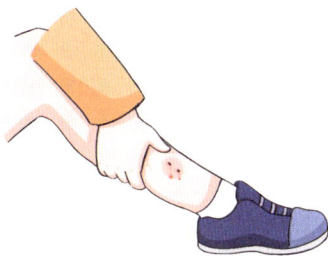

图 4-4 挤压法

(2)切开法:以伤口为中心,作"+"形切开,配合挤压使蛇毒流出,但切口不宜过深,避免伤及血管和神经(图4-5)。

(3)拔罐法:如随身携带有茶杯等物品,可用拔火罐的方法,将纸巾

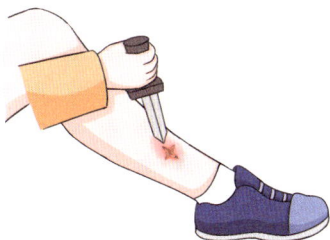

图 4-5 切开法

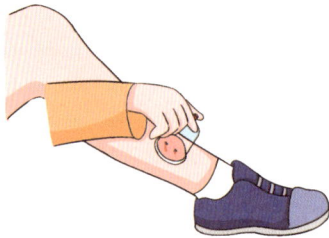

图 4-6 拔罐法

点燃,放入茶杯,燃烧几秒后,将茶杯口扣在伤口处,利用负压将毒素吸出,可反复使用,以彻底清除毒素(图 4-6)。

（4）嘴吸法:直接用嘴吸出伤口毒素,每吸一次都须用清水漱口。用此方法者,口腔黏膜及唇部应无溃疡或破损,否则毒素可从口腔吸收。此法具有较大风险,一般不建议使用(图 4-7)。

6."就医" 尽快就医。

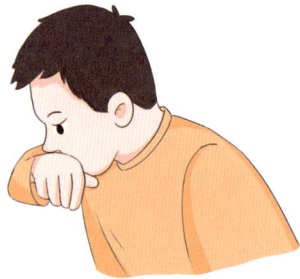

图 4-7 嘴吸法

（三）怎样预防蛇咬伤?

1."两要"

（1）要穿长袖长裤,戴帽子。

（2）要注意观察,伐木、采摘水果前,观察有无蛇类在树枝上休息。

2."四不要"

（1）不要穿颜色过于鲜艳的衣服,因为鲜艳的颜色容易引起毒蛇注意,增加危险。

（2）不要用明火照明,因为蝮蛇对热源敏感,有扑火习惯。

（3）不要徒手翻动石块、圆木以及掘坑挖洞,因为容易惊扰毒蛇。

（4）如果与蛇不期而遇,应绕行避让,不要突然移动,或向其发动攻击。

第十节

山路十八弯，骑车摔伤这样做

我们的家乡，一步一景，美不胜收，却也"山路十八弯"，徒步或骑车出行，须注意防止跌伤、摔伤。

一、如果不慎摔伤，该如何进行紧急处理？

1. 止血　检查受伤部位，若有出血，尽快找到出血点，立刻按压止血。

2. 包扎固定　检查受伤部位，如果受伤部位出现形态异常、运动受限等，可能发生了骨折，此时需尽快固定制动。固定的医用材料有专用支具、夹板等，如现场没有，可选择相对干净的包扎材料，如布条、衣物、毛巾等，或就地取材，选用木板、竹片、树杈等，简单包扎伤口，以防二次污染。

3. 转运　尽快转运伤员至最近的医疗机构以进一步救治，或转运至安全的地方等待救援。用硬板担架或门板类搬运。疑有脊椎损伤者必须保持伤处稳定，将其平移到担架或硬板上，不可抬肩、抬腿搬动。昏迷的伤员，搬运时应将伤员头偏向一侧。

注意：如果受伤部位没有明显的皮肤破损，则不需止血包扎，应检查运动是否受限，如果是，则进行固定、转运。如果没有以上情况，则密切观察，一旦出现明显的不适，尽快就医诊治。

二、如何避免摔伤呢？

1. 外出时尽量穿鞋底防滑的鞋子。

2. 摔倒的瞬间立刻用手护住头部、颈部这些重要部位。

3. 驾驶摩托车出行时，谨记"一盔一带，安全常在"。头盔护具需佩戴齐全，同时尽量穿着有防护装置的骑行服或佩戴护肩、护膝、护肘、手套等。日照强烈时佩戴偏光类护目镜。

4. 驾驶摩托车须严守载人、载物规定。摩托车后座不得乘坐未满 12 周岁的未成年人，轻便摩托车不得载人。摩托车载物高度，从地面起不得超过 1.5 米，长度不得超出车身 0.2 米。两轮摩托车载物宽度左右各不得超出车把 0.15 米。三轮摩托车载物宽度不得超过车身。

5. 驾驶摩托车须严格遵守交通规则，严禁超速行驶，不随意压线、越线、逆行，不随意变更车道。严禁酒后驾驶、分心（如操作移动电话等）驾驶。

6. 驾驶摩托车行经弯多、弯急的山区道路时，要降低车速，缓慢转弯，避免占用对向车道，并提前鸣喇叭。下坡时应使用低挡辅助制动，随时控制车速，不要长时间使用刹车，以免刹车片因过热而失灵。

7. 多观察周围环境，尽量避免在路况不明、过于崎岖的路上穿行。注意观察山路标识，根据山路标识的提示调整出行安排。

第十一节 突然昏厥心跳停，呼叫不应要抓紧，学会心肺复苏能救命

生活当中，一些意外总令你始料未及，尤其是遇到别人突然倒地，呼之不应，救护车尚未及时出现的时候，我们需要依靠自己的力量去挽救他人的生命，这个时候学会心肺复苏就显得格外重要。

一、心脏停搏的表现及判断标准

1. 判断意识　双手拍打患者双肩并呼叫患者，观察有无反应。患者无反应可判断为无意识。

2. 判断心跳　紧贴患者心脏区域，听有无搏动声音，或触摸颈动脉5～10秒，感受有无搏动。若无，可判断为心跳停止。

3. 判断呼吸　将患者置于平卧位，将耳朵贴在患者鼻子、口腔附近，眼睛平视患者胸部。观察患者有无胸部起伏，感受口鼻有无呼吸气流，若胸部没有起伏，口鼻没有气流，则表明呼吸停止。

二、遇到意识丧失、心脏停搏，该如何进行紧急处理？

1. 放置体位　将患者置于硬地板上，去枕平卧，解开患者上衣，松裤腰。

2. 胸外按压 定位：两乳头连线与前正中线的交点。方法：两手重叠，双臂肘关节伸直，按压胸廓下陷 5 ～ 6cm，按压频率每分钟 100 ～ 120 次，连续按压 30 次。按压和放松时间一致，按压间隙要保证胸廓正常回弹。

3. 开放气道 清理呼吸道，取下假牙。采取仰头抬颏法。抢救者左手小鱼际置于患者前额，手掌用力向后压使其头部后仰，右手中指、食指剪刀式分开放在患者颏下并向上托起，使气道伸直。若患者颈部有损伤，则采用双手托颏法。

4. 人工呼吸 左手拇指和食指捏住患者鼻翼部，右手撑口，深吸一口气后口对口吹气 2 次，每次持续大于 1 秒，通气量为 500 ～ 600ml。

5. 复苏指标 紧急处理的每个循环为连续 30 次胸外按压加 2 次人工呼吸。在做完 5 个循环后评估。

（1）观察心跳、呼吸：心脏恢复跳动，如颈动脉可以摸到搏动；呼吸恢复，如胸廓有起伏，鼻腔出现明显气流。

（2）观察意识：观察瞳孔变化，或患者出现呻吟。

（3）观察循环：皮温由湿冷变有温度，面色、口唇色、指甲颜色由青紫变红润（图 4-8）。

三、如何避免心搏骤停？

生活方式很重要，服用药物要规律。

1. 生活方式 戒烟、限酒、控体重，同时合理运动。

2. 定期检查 既往有心源性疾病的患者，需要定期复查。

3. 规范用药 已患有高血压、脑卒中等基础疾病患者应在医生的指导下规律用药，避免疲劳和精神紧张。

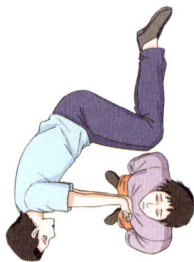

4.胸外按压30次（儿童15次）

姿势：肩关节、肘关节、腕关节垂直成一条直线，双手重叠，手指抬起，掌根用力；

力度：按压深度至少5cm；

频率：至少每分钟100次。

评估患者：

有无自主呼吸；

大动脉有无脉搏；

上肢收缩压>60mmHg；

瞳孔对光反射存在；

面色、口唇、皮肤色泽转为红润。

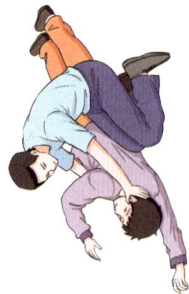

3.摆放仰卧体位

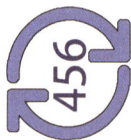

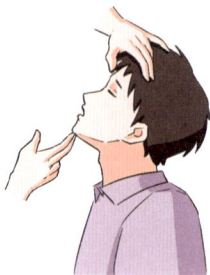

7.重复"456"步

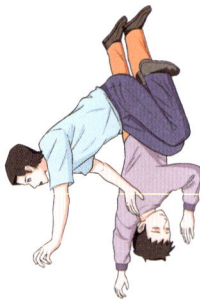

2.呼救（打120）

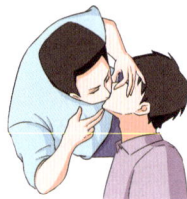

6.人工呼吸2次（儿童1次）

捏鼻、口包口、吹气

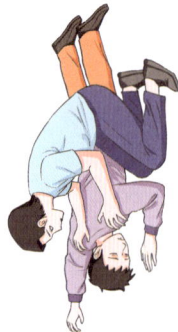

1.判断意识

拍双肩，唤双耳，搭脉搏，10秒内完成；如有意识，根据患者症状求助，注意呼吸循环。

5.开放气道（仰头抬颏法）

图4-8 心肺复苏抢救流程图

第十二节

踩陷泥潭、水潭怎么办？
抓紧防溺"救生圈"

夏季炎热，众多大小朋友们都喜欢玩水，甚至跑到不明情况的野外水域游玩，一不小心容易导致淹溺，所以，在水上作业、游玩时需时时警惕淹溺。

一、哪些情况容易造成淹溺？

1. 不会游泳，意外落水。

2. 在游泳过程中，时间过长力气耗尽或受冷水刺激发生肢体抽搐或肢体被植物缠绕等。

3. 在浅水区跳水，头撞硬物，发生颅脑损伤而溺水。

4. 潜水意外，或投水自杀。

5. 游泳过程中疾病急性发作。

6. 入水前饮酒或者服用过量的镇静药物。

二、淹溺会出现哪些表现？

呼吸困难、有剧烈咳嗽、胸痛、咯粉红色泡沫痰、烦躁、对大声呼唤及拍打肩部无反应、咬牙切齿、肚子胀、摸不到脉搏。

三、淹溺了，该如何进行紧急处理？

如果一旦发生淹溺，按以下步骤紧急处理：

1. 迅速将落水者救出水面　请注意！下水救人切不可逞匹夫之勇，首先要保证自身安全。

2. 迅速判断溺水者有无气道阻塞，有无呼吸，有无脉搏，能不能对大声呼唤及拍打肩部有反应。

3. 开放气道　立即清除溺水者口、鼻中的杂草、污泥，保持呼吸道通畅。用拇指和食指捏紧溺水者鼻孔，嘴唇包住溺水者嘴唇，连续吹气2～5次。

4. 迅速进行心肺复苏　单人动作要领:确定伤病员的位置,以一手叠放于另一手手背,十指交叉,将掌根部置于两乳头连线中点的位置,依靠上半身的力量垂直向下压。按压方法:有力且有节奏地按压30次,按压频率要达到每分钟100～120次,按压的深度要达到5～6cm。在进行心肺复苏的同时也要观察溺水者的生命体征。

5. 后续处理　所有溺水者,均应在现场急救的基础上拨打120急救电话,运送患者到有救治条件和救治能力的医院治疗。

四、如何避免淹溺呢?

1. 做好预防淹溺的防护措施,穿戴好防护装备。

2. 不要私自外出游泳,尤其是单独外出游泳。

3. 不要到不熟悉的水域游泳。

4. 游泳前可以进行一些适当的热身运动,如跑步、活动操等,使得身体逐渐进入运动状态。

5. 不要在身体状况不佳和自然条件不好时游泳。

6. 学会游泳,掌握基本的溺水自救互救的技能。

第十三节

头痛胸闷加气紧,出现高原反应怎么办

高原反应,也称为高原病和高山病,是人体急速进入海拔3 000米以上的高原,暴露于低压低氧环境后产生的各种不适,是高原地区独有的常见病。

一、急性高原反应通常有哪些症状?

1. 到达高原后几小时或一两天内,有头痛、头昏、恶心呕吐、心慌气短、胸闷胸痛、失眠、嗜睡、食欲减退、腹胀、手足发麻等症状。其中头痛是最常见的症状,常为前额和双颞部跳痛,夜间或早晨起床时疼痛加重。

2. 休息时仅表现轻度症状,如心慌、气短、胸闷、胸痛等,但活动后症状特别显著。

3. 有以下体征,如脉搏显著增快,血压轻度或中度升高(也有偏低),口唇和 / 或手指发绀,眼睑或面部水肿等。

4. 经吸氧,或适应 1 ～ 2 周,或转入低处,上述症状或体征明显减轻或消失。

二、出现高原反应,该如何进行紧急处理?

1. 休息　立即把活动量降至最低,最好卧床休息,建议卧床姿态为"头高脚低"位。轻症者可不予处理,一般适应 1 ～ 2 周症状自行消失。

2. 吸氧　经鼻管或面罩吸氧(每分钟 1 ～ 2L)后,绝大多数症状都能缓解。

3. 药物治疗　头痛者服用阿司匹林、对乙酰氨基酚、布洛芬或普鲁氯哌嗪;恶心呕吐时,服用甲氧氯普胺片或多潘立酮片。严重者口服地塞米松,或地塞米松和乙酰唑胺联合应用。

4. 转移治疗　症状不缓解,甚至恶化者,应尽快将患者转送到海拔较低的地区就医治疗。

三、如何预防高原反应?

1. 进入高原前,应加强对高原环境特点和高原病知识的学习,消除对高原的过度忧虑和紧张。

2. 患有器质性疾病,如各型器质性心脏病、肺气肿、癫痫、贫血等疾病患者不宜进入海拔 3 000 米以上的高原地区。

3. 前往高原前可以服用红景天口服液、复方党参片等药物来预防和减轻急性高原反应症状。

4. 阶梯式上山,避免马上进入高海拔状态。

5. 到达高原后,不要剧烈运动,应减少活动量,适应后再逐渐增加。

6. 做好防寒防冻措施,避免饮酒和服用镇静催眠药。

7. 随身携带氧气,如出现高原反应可马上吸氧缓解症状。

第十四节

自然灾害逃生

每年大约 7 月起,四川进入主汛期,暴雨、山洪和泥石流等灾害事件频发。如果遇到这类自然灾害,如何逃生脱险? 求生妙招学起来!

一、暴雨洪水发生前怎么做?

1. 要避免在低洼地带、山体滑坡威胁区域建房。

2. 每年夏初要对房前屋后进行检查,留心附近山体变化,看山上是否有裂缝滑坡迹象。

3. 城镇居民、商场工作人员、学校工作人员、厂矿企业工作人员等要熟悉周围环境,自备必要的防水、排水设施,如帆布、编织袋、沙石、木板、抽水泵等。

4. 注意收听当地气象防汛部门的预报。

5. 商场、学校、广场等人群密集区的人员要及时转移到安全地方。

二、被水围困了怎么求救呢?

1. 突遭洪水,被困于基础较牢固的高地或砖混结构的住宅楼房时,只要有序固守等待救援,或等待洪水消退,即可解围。

2. 如被洪水困于低洼处的溪岸、土坯或木结构的住房里,情况危急时,用通信工具向当地政府和防汛部门报告洪水态势和受困情况,寻求救援。

3. 无通信条件的话,可以尝试通过来回挥动颜色鲜艳的衣物,或集体同声呼救,不断向外界发出紧急求助信号,求得尽早解救。

4. 寻找体积较大的漂浮物,主动采取自救措施。

三、暴雨洪水发生后怎么做?

1. 发现重大征兆或已经发生灾害时,尽快将消息传递出去,争取及时开展自救互救,避免人员伤亡。

2. 在紧急情况下,头脑冷静,行动快速,果断放弃财物,尽早逃生。

3. 暴雨洪水突发性强,陡涨陡落,持续时间短。当发现河道涨水,要迅速撤离,不可麻痹迟疑。

4. 汛期河道涨洪时,千万不要强行过河,要耐心等河水退了以后过河,或长距离绕行过河。

5. 发生暴雨洪水时,行人避雨要远离高压线路、电气设备等危险区域,雷雨时要关闭手机。

6. 学校可视情况临时放假,或统一留校避洪,安排好临时食宿,并通知家长,避免家长在接应寻找孩子的路上发生意外。

7. 要及时对溺水者进行人工呼吸等紧急救护。

四、周边人被困了该怎么做?

1. 洪水汇集快、冲击力强、危险性高,所以必须争分夺秒地救助被洪水围困的人群。

2. 任何一位公民,当接到被围困的人发出的求助信号时,首先应以最快的速度和方式传递求救信息,报告当地政府。在做好自身防护的情况下,采取正确的方式施救。

第五章

"三州"地区常见中藏药的识别与应用

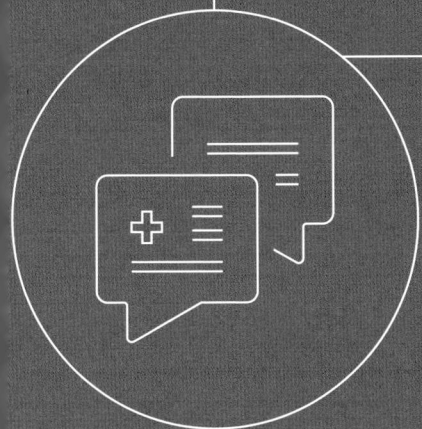

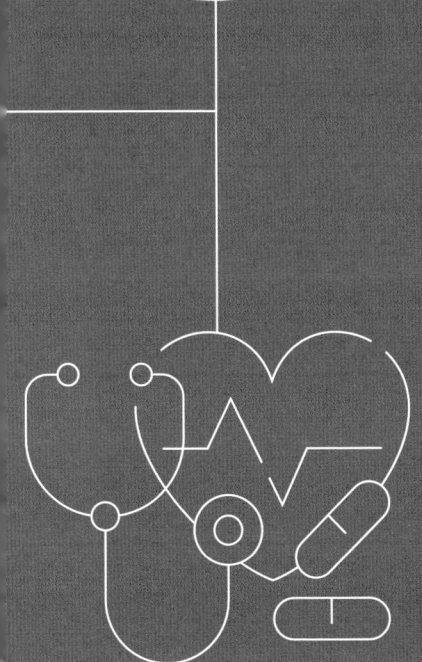

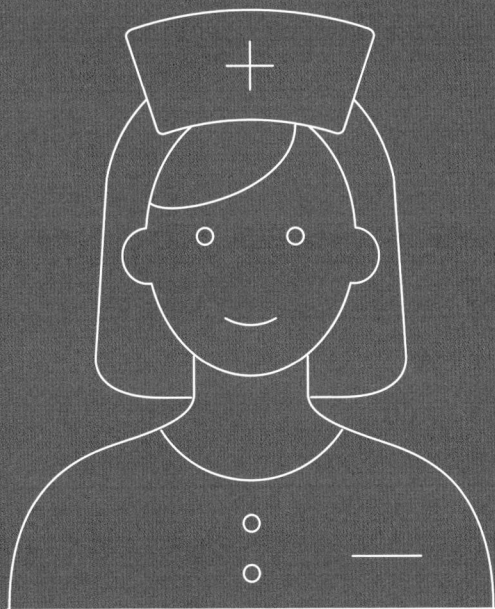

第一节

冬虫夏草

冬虫夏草,又名虫草,藏药名为牙扎更布,性味甘,平,归肺、肾经,具有补肾益肺、止血化痰的功效。可用于肾虚精亏、阳痿遗精、腰膝酸痛、久咳虚喘、劳嗽咯血等病症。

一、生长特性

（一）冬虫夏草生长在什么地方？

冬虫夏草生于虫草蝙蝠蛾等的幼虫体上,常见于海拔 4 000 米以上的高山上,尤多见于具有积雪、排水良好的高寒草甸。在三州地区均有资源分布（图 5-1、图 5-2）。

（二）冬虫夏草长什么样子呢？

冬虫夏草由虫体与虫头部长出的真菌子座相连而成。虫体似蚕,长 3 ～ 5cm,直径 0.3 ～ 0.8cm;表面深黄色至黄棕色,有环纹 20 ～ 30 个,近头部的环纹较细;头部红棕色;足 8 对,中部 4 对较明显;质脆,易折断,断面略平坦,淡黄白色。子座细长圆柱形,长 4 ～ 7cm,直径约 0.3cm;表面深棕色至棕褐色,有细纵皱纹,上部稍膨大;质柔韧,断面类白色。气微腥,味微苦（图 5-3）。

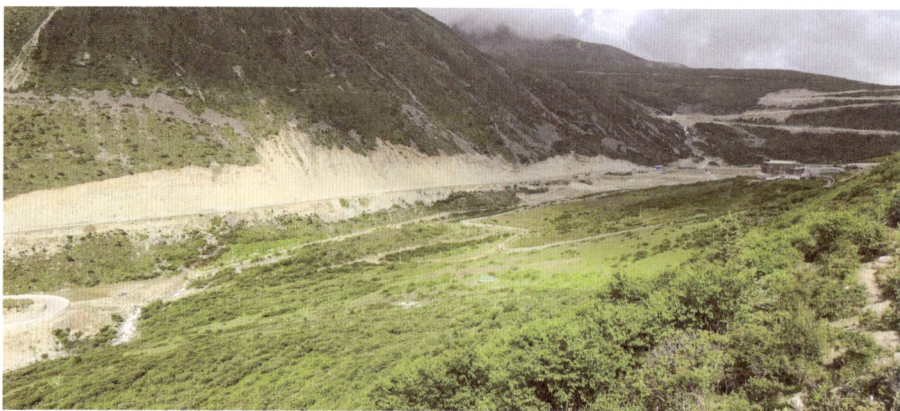

图 5-1　冬虫夏草生境

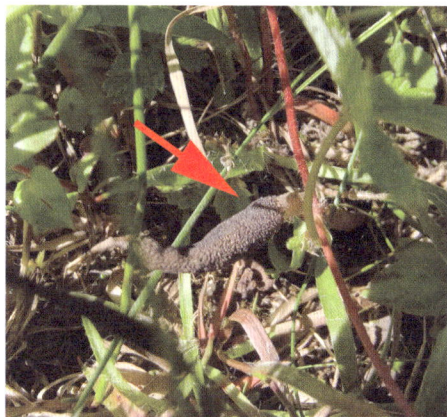

图 5-2 冬虫夏草形态

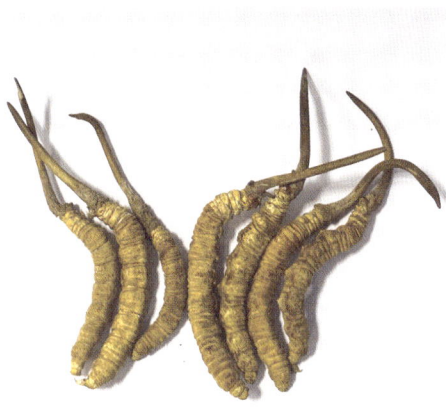

图 5-3 冬虫夏草药材

二、采收注意事项

（一）什么时候去采收？

夏至前后,积雪尚未融化,子座出土、孢子未发散时挖取。

（二）采收哪些部位呢？

子座及幼虫尸体的复合体。

（三）怎么干燥、储藏？

采收后晒至六七成干,除去似纤维状的附着物及杂质,晒干或低温干燥。置阴凉干燥处储藏,注意防蛀。

三、使用方法

（一）日常可以怎么使用呢？

据《全国中草药汇编》记载,冬虫夏草可用于"久咳虚喘,腰膝酸痛";《本草从新》《中药大辞典》记载,冬虫夏草可用于"补虚损,止血化痰"。每日用量 3～9g,水煎后内服,或入丸散后口服。

（二）使用中需要注意哪些方面？

久服宜慎。

四、药材价值

（一）冬虫夏草的开发价值

冬虫夏草还被纳入化妆品原料目录,可用于开发化妆品和药品。

（二）市场上已开发的产品

目前,市场上现已开发中成药处方五十余个,如六味壮骨颗粒、虫草川贝止咳膏等,亦可见冬虫夏草饮片。开发的化妆品包括冬虫夏草护肤品等。

（三）冬虫夏草的经济价值

冬虫夏草,目前货量供应稳定,具有较好市场需求。据市场观察,目前2 000 条一斤的冬虫夏草价格在每千克 20.5 万～ 22 万元,4 000 条一斤的冬虫夏草价格在每千克 13.5 万～ 14 万元。

第二节 川贝母

川贝母是百合科植物川贝母、暗紫贝母等的干燥鳞茎,藏语名为阿皮卡,性味苦、甘,微寒,归肺、心经,具有清热润肺、化痰止咳、散结消痈等功效。可用于肺热燥咳、干咳少痰、阴虚劳嗽、痰中带血、瘰疬、乳痈、肺痈等病症。

一、生长特性

（一）川贝母生长在什么地方?

1. 川贝母　生于林中、灌丛下、草地、河滩、山谷等湿地或岩缝中。

2. 暗紫贝母　生于海拔 3 200 ～ 4 500m 的草地上(图 5-4)。

3. 甘肃贝母　生于海拔 2 800 ～ 4 400m 的灌丛中或草地上。

4. 梭砂贝母　生于海拔 3 800 ～ 4 700m 的流沙滩上的岩石缝隙中。

5. 太白贝母　生于海拔 2 400 ～ 3 150m 的山坡草丛中或水边。

6. 瓦布贝母　生长于海拔 2 500 ～ 3 600m 处的灌木林下。

（二）川贝母长什么样子呢?

1. 川贝母　多年生草本,植物形态变化较大。鳞茎卵圆形,由 2 枚鳞片组成,直径 1 ～ 1.5cm。叶通常对生,少数在中部兼有散生或轮生;叶片条形至条状披针形,先端稍卷曲或不卷曲。花单生茎顶,紫色至黄绿色,

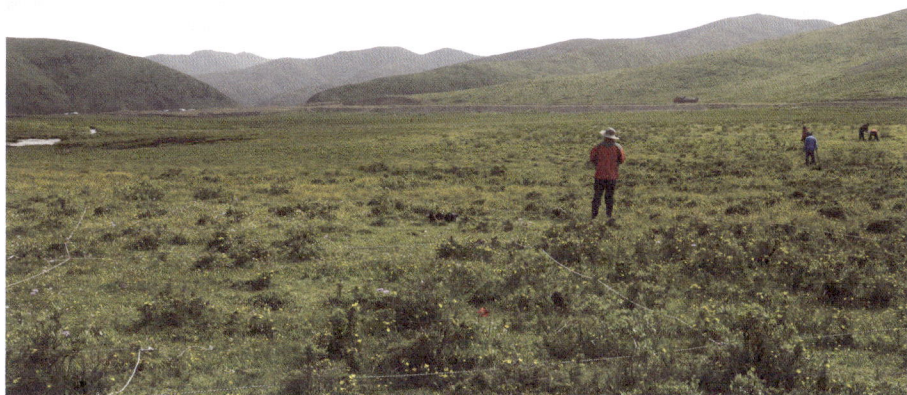

图 5-4 暗紫贝母生境

通常有小方格,少数仅有斑点或条纹;每花有 3 枚叶状苞片;花被片 6 片,长 3 ～ 4cm,外轮 3 片,宽 1 ～ 1.4cm,内轮 3 片近倒卵形或椭圆状倒卵形,宽可达 1.8cm;蜜腺窝在背面明显凸出;雄蕊长约为花被片的 3/5,花药近基着生,花丝稍具或不具小乳突;柱头裂片长 3 ～ 5mm。蒴果棱上具宽 1 ～ 1.5mm 的窄翅。花期 5—7 月,果期 8—10 月(图 5-5)。

2. 暗紫贝母 多年生草本,高 15 ～ 25cm。鳞茎球形或圆锥形,由 2 枚鳞片组成,直径 6 ～ 8mm。茎直立,单一,无毛。叶在下面的 1 ～ 2 对为对生,上面的 1 ～ 2 枚为散生或对生,无柄,条形或条状披针形,长 3.6 ～ 6.5cm;宽 3 ～ 7mm,先端急尖,不卷曲。花单生于茎顶,深紫色,有黄褐色小方格;叶状苞片 1 枚,先端不卷曲;花被片 6 枚、2 轮,长 2.5 ～ 2.7cm,内 3 片倒卵状长圆形,宽约 1cm,外 3 片近长圆形,宽约 6mm;蜜腺窝稍凸出或不明显;雄蕊 6 枚,长约为花被片的一半,花药近基着生,花丝具或不具小乳突;柱头 3 裂,裂片短而外展,长 0.5 ～ 1mm。蒴果长圆形,长 1 ～ 1.5cm,宽 1 ～ 1.2cm,具 6 棱,棱上的翅很窄,宽约 1mm。花期 6 月,果期 8 月(图 5-6)。

3. 甘肃贝母 多年生草本,高 20 ～ 40cm。鳞茎圆锥形,由 2 枚鳞片组成,直径 6 ～ 13mm。叶通常最下面的 2 枚对生,上面的 2 ～ 3 枚散生;叶片条形,长 3 ～ 7cm,宽 3 ～ 4mm,先端通常不卷曲。单花顶生,稀为 2 朵,浅黄色,有黑紫色斑点;叶状苞片 1 枚,先端稍卷曲或不卷曲;花被片

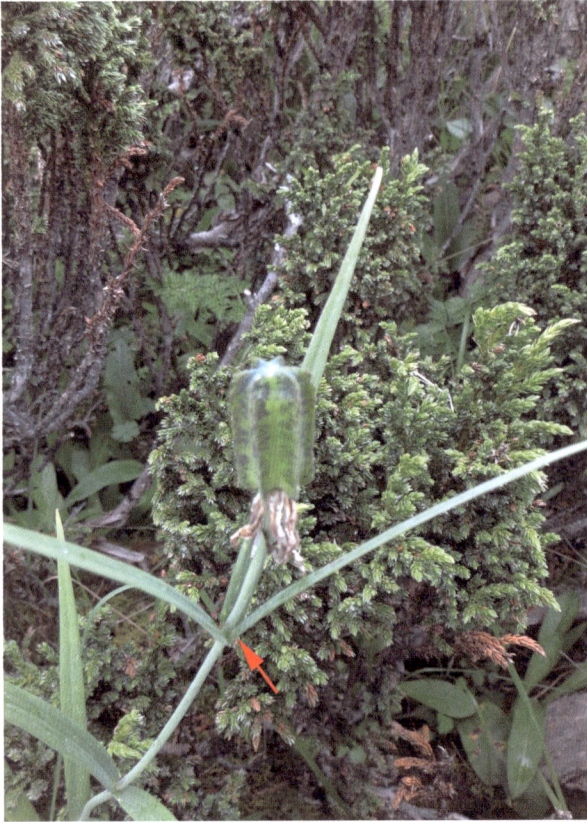

图 5-5　川贝母形态及生境

长 2～3cm，内 3 片宽 6～7mm，蜜腺窝不是很明显；雄蕊长约为花被片的一半；花丝具小乳突；柱头裂片长不及 1mm。蒴果棱上具宽约 1mm 的窄翅。花期 6—7 月，果期 8 月。

4. 梭砂贝母　多年生草本，高 17～35cm。鳞茎长卵圆形，由 2～3 枚鳞片组成，直径 1～2cm。叶互生，3～5 枚（包括叶状苞片）较紧密地生于植株中部或上部；片片狭卵形至卵状椭圆形，长 2～7cm，宽 1～3cm，先端不卷曲。单花顶生，宽钟状，略俯垂，浅黄色，具红褐色斑点或小方格；花被片长 3.2～4.5cm，宽 1.2～1.5cm，内三片比外三片稍长而宽；雄蕊长约为花被片的一半，花丝不具小乳突；柱头裂片长约 1mm。蒴果棱上的翅宽约 1mm，宿存花被常多少包住蒴果。花期 6—7 月，果期 8—9 月。

5. 太白贝母　植株长 30～40cm。鳞茎由 2 枚鳞片组成，直径 1～1.5cm。叶通常对生，有时中部兼有 3～4 枚轮生或散生的，条形至条状披针形，长 5～10cm，宽 3～12mm，先端通常不卷曲，有时稍弯曲。花单朵，绿黄色，无方格斑，通常仅在花被片先端近两侧边缘有紫色斑带；每花有 3 枚叶状苞片，苞片先端有时稍弯曲，但绝不卷曲；花被片长 3～4cm，外三片狭倒卵状矩圆形，宽 9～12mm，先端浑圆；内三片近匙形，上部宽 12～17mm，基部宽 3～5mm，先端骤凸而钝，蜜腺窝几不凸出或稍凸出；花药近基着，花丝通常具小乳突；花柱分裂部分长 3～4mm。蒴果长

1.8～2.5cm，棱上只有宽 0.5～2mm 的狭翅。花期 5—6 月，果期 6—7 月。

6. 瓦布贝母　植株通常长 0.5～0.8m，可达 1.15m。鳞茎扁球形，径 2～5cm，外面鳞叶 2 枚，近等大，对生，具稍肥厚或膜质的退化鳞叶。最下面的叶通常对生，稀轮生或散生，较上面的叶轮生或兼有散生，条状披针形或近镰形，长 7～13cm，宽 0.9～2cm，先端不卷曲。花 1～2 朵，黄绿色或黄色，内面具紫色斑或无；

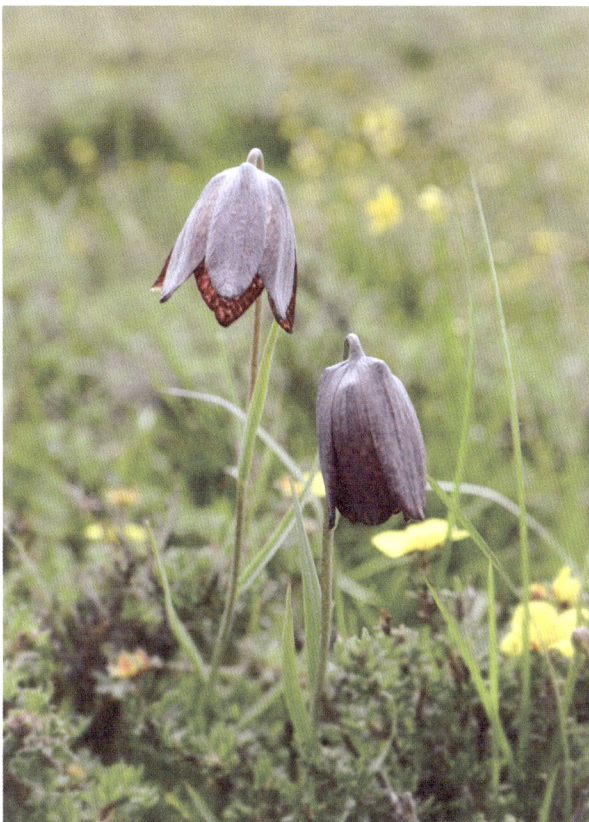

图 5-6　暗紫贝母形态

苞片 1～4 枚，小苞片 1 枚或无，先端不卷曲。花被裂片矩圆状倒卵形，长 3.5～5.5cm，外 3 片宽 1～1.5cm，内 3 片宽 1.4～1.8cm，基部以上 6～9mm 处具蜜腺窝，蜜腺窝长 5～8mm，宽 3～4mm，紫褐色或橙黄色，向背部凸出成龙骨状，外 3 片的龙骨状凸起成 90°，内 3 片成 140°；雄蕊长 2.3～3.6cm，花药长 9～17mm，条形，近基部着生；花柱长 2～2.8cm，柱头裂片长 3mm，花被在花后凋落。蒴果长 3～5cm，径 1.4～1.8cm，具棱；翅狭窄，宽 2mm 或很狭；果梗直立。花期 6 月，果期 7—8 月。

二、采收注意事项

（一）什么时候采收？

播种栽培的第三生长季，鳞茎繁殖栽培的次年，都可采挖。6—7 月基叶枯萎后,选晴天采挖,清除泥土。注意避免损伤,不能淘洗。

（二）采收哪些部位？

鳞茎。

（三）怎么干燥、储藏？

及时将采回的鲜贝母摊放在竹席上晒干,以一天能晒至半干,次日能晒干为好。干燥时不能堆沤,否则发黄变质。如遇雨天,可以烘干,烘温40～50℃为宜。

三、使用方法

（一）日常可以怎么使用呢？

内服:煎汤,3～10g;研末冲服,一次1～2g。

外用:研末撒;或调敷。

《神农本草经》将川贝母列为中品,认为其"主伤寒烦热,淋沥邪气,疝瘕,喉痹,乳难,金疮,风痉"。《日华子本草》认为川贝母"消痰,润心肺",可将其研磨成粉后,和砂糖制成丸,含服可止咳嗽。

（二）使用中需要注意哪些方面？

脾胃虚寒及寒痰、湿痰者慎服。反乌头。

《本草经集注》:"厚朴、白薇为之使。恶桃花。畏秦艽、矾石、莽草。反乌头。"

《本草经疏》:"寒湿痰及食积痰火作嗽,湿痰在胃恶心欲吐,痰饮作寒热,脾胃湿痰作眩晕及痰厥头痛,中恶呕吐、胃寒作泄……并禁用"。

四、药材价值

（一）川贝母的开发价值

川贝母可用于保健食品、药品开发。

（二）市场上已开发的产品

目前,市场上含有川贝母的保健食品,其功能主要为清咽、增强免疫力;含有川贝母的中成药,川贝母主要发挥其清热润肺、化痰止咳、散结消痈等功效,代表性产品包括川贝枇杷膏、蛇胆川贝枇杷膏等。

（三）川贝母的经济价值

川贝母是名贵中药材,流通商品货源基本为野生资源供应,随着多年无序采挖,野生资源逐步减少,加上采挖人员量的削减,近几年货源产出量不大。2011年、2016年左右涨幅明显,近年价格较为平稳。"松贝"价格在每千克5 000元左右,"炉贝"价格在每千克3 500元左右。

大 黄

大黄为蓼科植物掌叶大黄、唐古特大黄或药用大黄的干燥根和根茎,又名将军、黄良、火参,藏语名为君母扎,性味苦、寒,归脾、胃、大肠、肝、心包经,具有泻下攻积、清热泻火、凉血解毒、逐瘀通经、利湿退黄等功效。可用于实热积滞便秘、目赤咽肿、痈肿疔疮、肠痈腹痛、瘀血经闭、跌打损伤等病症。

一、生长特性

（一）大黄生长在什么地方?

掌叶大黄和唐古特大黄药材称"北大黄",是多年生的高大草本,生于山地林缘或草坡,野生或栽培,根茎粗壮。药用大黄药材称为"南大黄"。掌叶大黄主要分布于四川西部,唐古特大黄主要分布于四川东北部,药用大黄则产于四川各地。

（二）大黄长什么样子呢?

1. **掌叶大黄**　多年生高大草本,根茎粗壮。茎直立,高2m左右,中空,光滑无毛。基生叶大,有粗壮的肉质长柄,约与叶片等长;叶片宽心形或近圆形,径达40cm以上,3～7掌状深裂,每裂片常再羽状分裂,上面疏生乳头状小突起,下面有柔毛;茎生叶较小,有短柄,托叶鞘筒状,密生短柔毛。花序大圆锥状,顶生;花梗纤细,中下部有关节。花紫红色或带红紫色;花被片6片,长约1.5mm,成2轮;雄蕊9;花柱3。瘦果有3棱,沿棱生翅,顶端微凹陷,基部近心形,暗褐色。花期6—7月,果期7—8月(图5-7)。

2. **唐古特大黄**　本种与掌叶大黄极相似,主要区别为叶片深裂,裂片常呈三角状披针形或狭线形,裂片窄长。花序分枝紧密,向上直立,紧贴于茎。

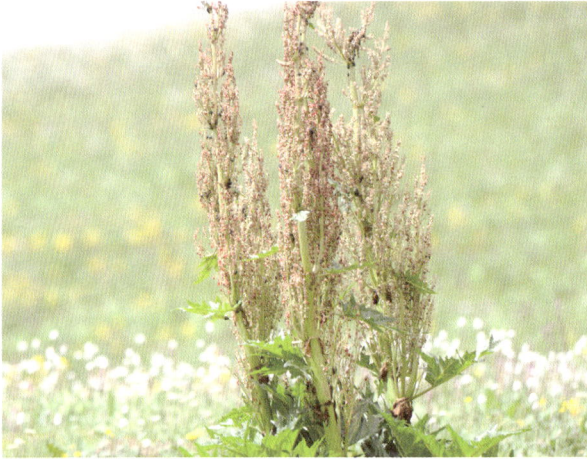

3. 药用大黄 本种与掌叶大黄和唐古特大黄的主要不同点为基生叶 5 浅裂,浅裂片呈大齿形或宽三角形;托叶鞘膜质,较透明,上有短毛。花较大,淡黄绿色、花蕾椭圆形,果枝开展,翅果边缘不透明。

图 5-7　掌叶大黄形态及生境

二、采收注意事项

（一）什么时候采收？

大黄采挖多在 7—9 月,茎叶枯萎至地冻前为止。海拔不一样,成熟的时间略有差异,采挖的时间也略有不同。

（二）采收哪些部位呢？

选择成熟植株,挖取根茎。

（三）怎么干燥、储藏？

切除茎叶、支根,刮去粗皮及顶芽,风干、烘干或切片晒干。

三、使用方法

（一）日常可以怎么使用呢？

煎水服用,3 ～ 15g;用于治疗腹泻时不宜久煎。外用适量,研末敷于患处。

（二）使用中需要注意哪些方面？

孕妇及月经期、哺乳期慎用。

四、药材价值

（一）大黄的开发价值

大黄是常用大宗中药材,主要应用在医药方面。随着产品制剂类型的丰富,以大黄为原料的药品在市场大量流通。另外,由于大黄具有清热通便的作用,其在保健品领域也有应用。因其具有抗氧化作用,在化妆品领域的应用也在不断深入。

（二）市场上已开发的明星产品

大黄多见于中成药,如大黄通便颗粒、大黄丸、泻毒散、大黄苦参丸等。另,大黄还见于保健品中,如大黄胶囊、大黄提取物等。

（三）大黄的经济价值

大黄,四川省阿坝州有家种与野生货品,货源正常购销,行情平稳。本地家种大黄价格在每千克20元,野生大黄售价在每千克25元。

第四节

秦 艽

秦艽是龙胆科植物秦艽、麻花秦艽、小秦艽等的干燥根,藏药名为结吉嘎保,性味辛、苦、平,归胃、肝、胆经,具有祛风湿、清湿热、止痹痛、退虚热等功效。可用于风湿痹痛、筋骨拘挛、湿热黄疸、小儿疳热等病症。

一、生长特性

（一）秦艽生长在什么地方?

1. 秦艽　生于海拔400～2 400m的山区草地、溪旁两侧、路边坡地、灌丛中。在四川"三州"地区分布于九寨沟、泸定、九龙、道孚、石渠、冕宁等地。

2. 麻花秦艽　生于海拔2 000～5 000m的高山、草地和溪边。在四川"三州"地区分布于理县、松潘、小金、马尔康、若尔盖、红原、甘孜、康定、道孚、炉霍、德格、石渠、色达等地。

3. 粗茎秦艽　生于海拔2 100～4 500m的高山草甸、山坡草地、灌丛及林缘。在四川"三州"地区分布于理县、金川、小金、黑水、康定、九龙、雅江、道孚、德格、白玉、色达、理塘、乡城、稻城、木里、盐源、德昌、金阳、甘洛、美姑、雷波等地。

4. 小秦艽　生于海拔800～4 500m的田埂、路旁、河滩沙地、向阳山坡及干草原等地。在四川"三州"地区分布于宝兴、松潘、若尔盖、红原、色达、盐源等地。

（二）秦艽长什么样子呢？

1. 秦艽　多年生草本，高 20 ～ 60cm。主根粗长，圆柱形，上粗下细，扭曲不直，有少数分枝，中部多呈螺纹状；根茎部有许多纤维状残存叶基。茎直立或斜生，圆柱形，无毛。基生叶多丛生，无柄，叶片披针形或长圆披针形，长达 40cm，宽 3 ～ 5cm，先端尖，全缘，主脉 5 条；茎生叶 3 ～ 4 对，对生，较小，基部连合。花多集成顶生及茎上部腋生的轮伞花序；花萼管一侧裂开过半，萼齿浅；花冠管状，深蓝紫色，长约 2cm，先端 5 裂，裂片间有 5 片短小褶片；雄蕊 5 枚，着生于花冠管中部；子房长圆形，无柄。蒴果长圆形或椭圆形。种子椭圆形，无翅，褐色，有光泽。花期 7—9 月，果期 8—10 月。

2. 麻花秦艽　多年生草本，高 10 ～ 20cm。主根粗壮，圆锥形。基生叶多丛生，无柄，叶片较大，披针形，先端尖，全缘，主脉 5 条，叶背面的主脉宽阔，隆起；茎生叶对生，较小。花较少成聚伞花序，有长梗；花萼筒黄绿色，膜质，一侧开裂，萼齿 2 ～ 5 个，等长；花冠管状，黄色，漏斗形，喉部具多数绿色斑点，先端 5 裂，裂片卵圆形；雄蕊 5 枚，着生于花冠管中下部；子房上位，1 室，有 2 个侧膜胎座。蒴果，开裂为 2 个果瓣，椭圆状披针形，柄长 7 ～ 12mm。种子褐色，有光泽，狭长圆形。花期 7—9 月，果期 8—10 月。

3. 粗茎秦艽　多年生草本，高 20 ～ 40cm。茎根粗大，大部或全部分裂为小根，相互缠绕呈右旋扭结一起。根茎部有许多纤维状残存叶基，茎直立或斜上，圆柱形，无毛。基生叶多丛生，叶片较大，窄椭圆形或椭圆状披针形，长达 40cm，宽 4 ～ 5cm，先端稍尖，全缘，主脉 5 条纵贯叶片；茎生叶对生，较小。花茎粗壮而短，稍倾斜，花多数，无花梗，在茎顶簇生呈头状，稀腋生作轮状；花萼管仅于顶端一侧开裂，萼齿极浅或无；花管壶状，长 2 ～ 2.2cm，黄色或蓝紫色，长约 3cm，裂片先端微尖，内部有斑点；雄蕊 5 枚；子房长圆形，有柄。蒴果内藏，长圆形，无柄。花期 6—9 月，果期 9—10 月（图 5-8）。

4. 小秦艽　多年生草本，高 10 ～ 25cm。根单一或稍分枝，向左扭转，细长圆柱形，直径不及 1cm。基生叶丛生，基部有许多纤维状残存叶基；叶片长窄披针形，无柄；茎生叶较小，对生，无柄，线状披针形至线形，长 2 ～ 5cm，宽 2 ～ 4mm，全缘。花常较多或 1 ～ 3 朵，顶生，成轮伞花序；

花萼管部通常不开裂，稀一侧浅裂；裂片 5，不整齐，线形，先端渐尖；花冠深蓝色；雄蕊 5 枚，花丝线状钻形；子房长圆形，无柄，花柱线形，柱头 2 裂。蒴果椭圆形，与花冠几等长。种子淡褐色，有光泽。花期 7—8 月，果期 9—10 月。

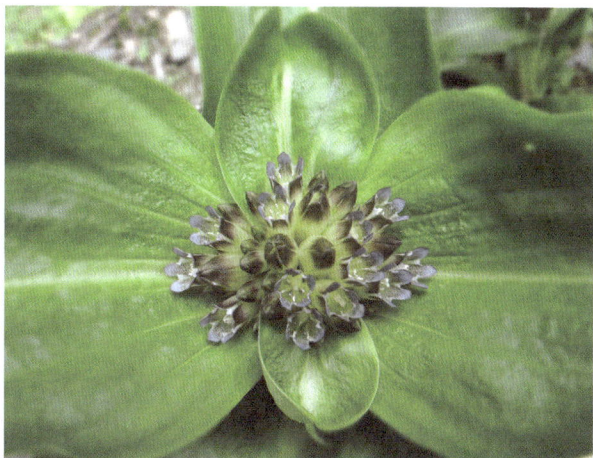

图 5-8　粗茎秦艽形态

二、采收注意事项

（一）什么时候去采收？

春、秋二季采收。

（二）采收哪些部位呢？

根。

（三）怎么干燥、储藏？

采挖后除去茎叶、须根及泥沙。秦艽和麻花秦艽晒软，堆置"发汗"，至表面呈红黄色或灰黄色时摊开晒干，或不经"发汗"直接晒干；小秦艽趁鲜时搓去黑皮，晒干。

三、使用方法

（一）日常可以怎么使用呢？

3～10g，煎汤服用，或者浸酒；或者做成丸剂、散剂使用。外用适量，研磨成粉末使用。

（二）使用中需要注意哪些方面？

对于身体虚弱、小便次数多、大便溏泄的人要谨慎服用。

四、药材价值

（一）秦艽的开发价值

秦艽可开发成药品、化妆品。

（二）市场上已开发的产品

秦艽现已开发的中成药，主要用于风湿痹痛、中风半身不遂、筋脉拘挛、骨节酸痛、湿热黄疸、骨蒸潮热、小儿疳积发热，如祛风舒筋丸、追风透骨丸、疏风活络丸等。

（三）秦艽的经济价值

栽培品售价约每千克 50 元，野生品售价约每千克 190 元。

第五节

甘　松

甘松为败酱科植物甘松的干燥根及根茎，藏药名为帮贝、赤青，性味辛、甘，温，归脾、胃经，具有理气止痛、开郁醒脾、外用祛湿消肿等功效。可用于脘腹胀满、食欲不振、呕吐，外用治牙痛、脚气肿毒等病症。

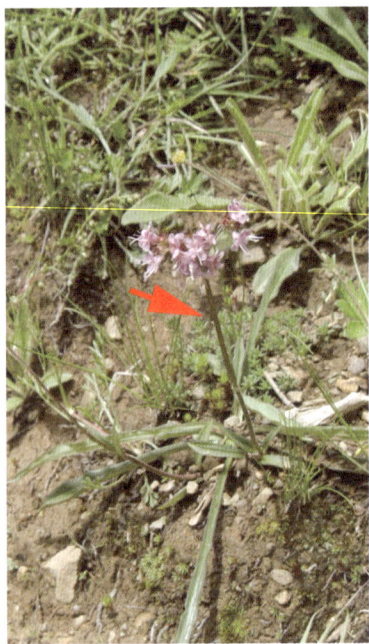

图 5-9　甘松生境

一、生长特性

（一）甘松生长在什么地方？

甘松主要分布于四川、甘肃、青海等地，常生于海拔 2 600 ～ 5 000m 的高山灌丛、草地（图 5-9）。

（二）甘松长什么样子呢？

甘松为多年生草本，高 5 ～ 50cm；根状茎木质、粗短，直立或斜升，下面有粗长主根，有烈香。叶丛生，长匙形或线状倒披针形，长 3 ～ 25cm，宽 0.5 ～ 2.5cm，主脉平行三出，无毛或微被毛，全缘，顶端钝渐尖，基部渐窄而为叶柄，叶柄与叶片近等长；花茎旁出，茎生叶 1 ～ 2 对，下部的椭圆形至倒卵形，基部下延成叶柄，上部的倒披针形至披针形，有时具疏齿，无柄。

花序为聚伞形头状,顶生,直径 1.5～2cm,花后主轴及侧轴有时伸长;花序基部有4～6片披针形总苞,每花基部有窄卵形至卵形苞片1枚,与花近等长,小苞片2枚,较小。花萼5齿裂,果时常增大。花冠紫红色、钟形,基部略偏突,长 4.5～9mm,裂片5个,宽卵形至长圆形,长2～3.8mm,花冠筒外面多少被毛,里面有白毛;雄蕊4枚,与花冠裂片近等长,花丝具毛;子房下位,花柱与雄蕊近等长,柱头头状。瘦果倒卵形,长约4mm,被毛或无毛;宿萼不等5裂,裂片三角形至卵形,长1.5～2.5mm,顶端渐尖,稀疏突尖,具明显的网脉。花期6—8月,果期8—9月(图5-10)。

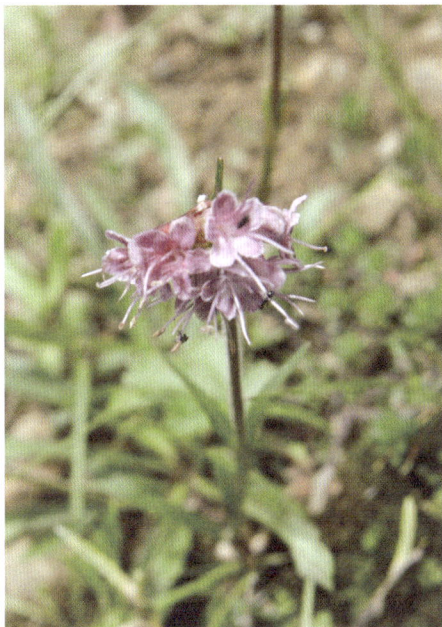

图 5-10 甘松形态

二、采收注意事项

(一)什么时候去采收?

春、秋二季采挖。

(二)采收哪些部位呢?

根及根茎。

(三)怎么干燥、储藏?

根及根茎除去泥沙和杂质,晒干或阴干。药材置阴凉干燥处,防潮,防蛀。

三、使用方法

(一)日常可以怎么使用?

内服3～6g。外用适量,泡汤漱口或煎汤洗脚或研末敷患处。

(二)使用中需要注意哪些方面?

不宜超剂量服用,气虚及伤阴有热者慎服。

四、药材价值

（一）甘松的开发价值

甘松属于化妆品可用药材目录，可开发应用于药品、化妆品。

（二）市场上已开发的产品

甘松主要用于药品开发，常见产品有木香理气丸、追风透骨片、伤痛宁片、脉络通片、稳心颗粒等。

（三）甘松的经济价值

甘松统货价（四川）在每千克 50 元左右。

第六节　羌　活

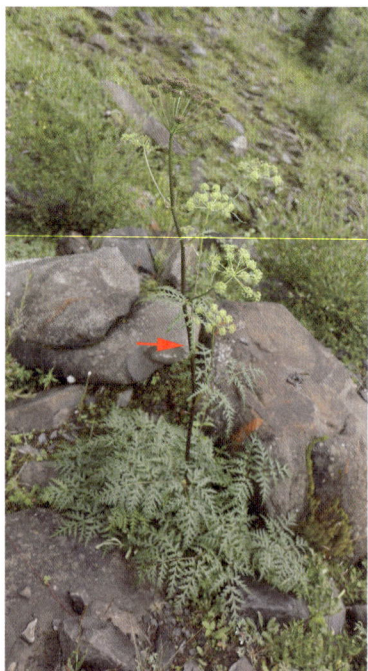

图 5-11　羌活生境

羌活是伞形科植物羌活或宽叶羌活的干燥根茎和根，别名羌青、护羌使者、胡王使者、羌滑、退风使者，藏药名为珠那，性味辛、苦，温，归膀胱、肾经，具有解表散寒、祛风除湿、止痛的功效，可用于风寒感冒、头痛项强、风湿痹痛、肩背酸痛等病症。

一、生长特性

（一）羌活生长在什么地方？

羌活主要分布在陕西、四川、甘肃、青海等地。在四川三州地区，羌活主要分布在阿坝州（松潘县、红原县、九寨沟县、马尔康市等）、甘孜州（德格县、甘孜县、理塘县、道孚县等）；生长在林缘及灌丛内；海拔 2 000 ～ 4 000m（图 5-11）。

（二）羌活长什么样子呢？

植株高达 1.2m；根茎粗长，呈竹节状；茎带紫色；叶基生叶具柄，叶鞘披针形抱茎，边缘膜质；叶三回羽裂，小裂片长圆状卵形或披针形，长 2～5cm，缺刻状浅裂或羽状深裂，茎上

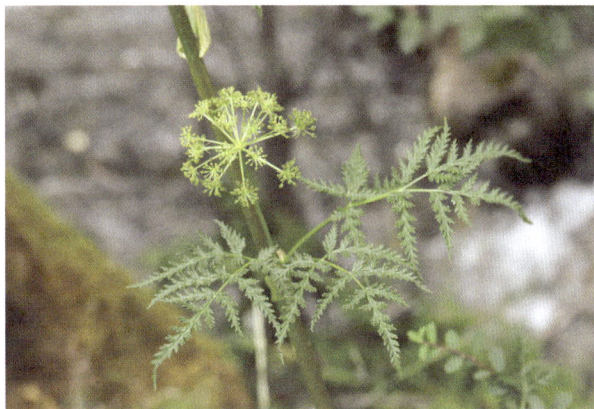

图 5-12 羌活形态

部叶无柄，叶鞘抱茎；花为复伞形花序径 4～15cm，总苞片 3～6 枚，线形，长 4～7mm，早落；伞辐 10～20(-40)，长 3～12(-15)cm，小总苞片 6～10 片，线形，长 3～5mm，伞形花序有花 15～20 个；萼齿卵状三角形；花瓣长卵形，白色，先端内折；花柱基短圆锥形；果为分果长圆形，背部稍扁，长 5mm，主棱 5 条，均成宽约 1mm 的翅；棱槽 3 油管，合生面 6 油管（图 5-12）。

二、采收注意事项

（一）什么时候去采收？
春、秋季采收。

（二）采收哪些部位呢？
根及根茎。

（三）怎么干燥、储藏？
根及根茎除去泥沙和杂质，晒干或阴干。药材置于阴凉干燥，防潮，防蛀。

三、使用方法

（一）日常可以怎么使用呢？
据《中华本草》藏药卷记载羌活可以内服（煎汤），或者做成丸剂、散剂使用。据《中华人民共和国药典（2020 年版）》记载羌活每日用量 3～10g。

（二）使用中需要注意哪些方面？

阴虚血热者忌用。用量过多，易致呕吐。

四、药材价值

（一）羌活的开发价值

羌活可用于药品、化妆品等产品开发。

（二）市场上已开发的产品

羌活开发的中成药，主要产品有九味羌活丸、九味羌活颗粒、午时茶颗粒、荆防颗粒、伤风感冒颗粒等。

（三）羌活的经济价值

市面上羌活分为条羌和蚕羌两种，条羌统货市场交易价格在每千克170～180元，蚕羌统货市场交易价格在每千克330～350元。

第七节　赤　芍

赤芍是毛茛科植物芍药或川赤芍的干燥根，别名为木芍药、赤芍药、红芍药、山芍药、草芍药，性味苦，微寒，归肝经，具有清热凉血、散瘀止痛的功效，可用于热入营血、温毒发斑、吐血衄血、目赤肿痛、肝郁胁痛、痈肿疮疡等病症。

一、生长特性

（一）赤芍生长在什么地方？

赤芍生于山坡林缘、草坡上。川赤芍主产于四川、西藏、山西等地。在四川，分布在四川藏区的甘孜、康定、盐源、宁南等地。

（二）赤芍长什么样子呢？

赤芍为多年生草本，高30～120cm。根圆柱形，单一或分枝，直径1.5～2cm。茎直立，有粗而钝的棱，无毛。叶互生；叶柄长3～9cm；茎下部叶为二回出复叶，叶片轮廓呈宽卵形，长7.5～20cm；小叶呈羽状分裂，裂片窄披针形或披针形,宽 4 ~ 16mm,先端渐尖,全缘,上面深绿色,沿叶脉疏生短柔毛,下面淡绿色,无毛,叶脉明显。花两性,2 ~ 4 朵,生茎顶端和叶腋,常仅 1 朵开放,直径 4.2 ~ 10cm;苞片 2 ~ 3 枚,披针形,长 3 ~ 7mm,分裂或

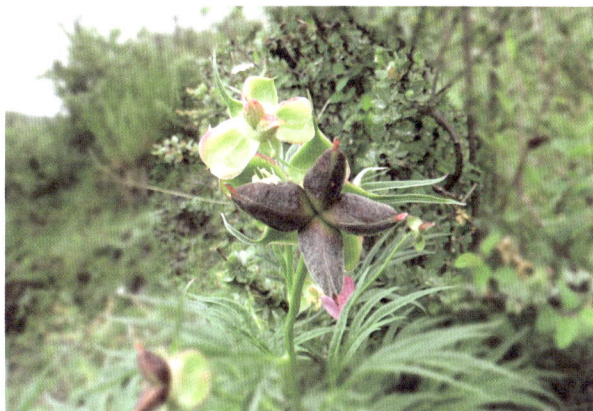

图 5-13　赤芍形态及生境

不裂;萼片 4,宽卵形,长 1.7cm,宽 1 ~ 1.4cm,绿色,宿存;花瓣 6 ~ 9 瓣,倒卵形,长 2.3 ~ 4cm,宽 1.5 ~ 3cm,紫红色或粉红色;雄蕊多数,花丝长 5 ~ 10mm,花药黄色;花盘肉质,仅包裹心皮基部;心皮 2 ~ 5 片,离生,密被黄色绒毛,柱头宿存。蓇葖果长 1 ~ 2cm,密被黄色绒毛,成熟果实开裂,常反卷。花期 5—6 月,果期 7—8 月(图 5-13)。

二、采收注意事项

(一)什么时候采收?

通常赤芍是在一年中的春、秋两季采挖。

(二)采收哪些部位呢?

采挖时去除茎叶、须根,清理泥沙,保留根部。

(三)怎么干燥、储藏?

取赤芍根部洗净,晾晒至半干时,捆成小捆,晒至足干,晒干后作为药材使用,储藏时注意防虫、防潮。

三、使用方法

(一)日常可以怎么使用呢?

煎服,每日用量为 6 ~ 12g。

(二)使用中需要注意哪些方面?

血虚经闭者不宜用。不宜与黎芦同用。

四、药材价值

（一）赤芍的开发价值

赤芍作为中药材，具有清热凉血、散瘀止痛的功效，广泛应用于心脑血管病、跌打损伤等多个领域。赤芍还被列入保健食品原料目录，可用于开发保健食品。赤芍花色鲜艳如牡丹，花香沁人心脾，并且香气远溢，是一种重要的美化植物，可用于林业景观等，开发价值巨大。

（二）市场上已开发的产品

保健食品中含有的赤芍，其功能主要为祛黄褐斑、辅助降血脂；中成药中含有的赤芍，主要发挥清热凉血、散瘀止痛等功效，如金甲排石胶囊、冠心静胶囊等。

（三）赤芍的经济价值

赤芍价格在每千克 35 ~ 50 元。

第八节

灵 芝

灵芝是多孔菌科真菌赤芝或紫芝的干燥子实体，藏药名为过夏，性味甘，平，归心、肺、肝、肾经，具有补气安神、止咳平喘的功效，可用于心神不宁、失眠心悸、肺虚咳喘、虚劳短气、不思饮食等病症。

一、生长特性

（一）灵芝生长在什么地方？

生于壳斗科、松科松属植物等木桩旁或根际地上，亦长在铁杉等针叶树上，且大多生长在有散射阳光、树木较稀疏的地方，或者空旷地带。四川三州地区均有分布。

（二）灵芝长什么样子呢？

1. 赤芝　外形呈伞状，菌盖肾形、半圆形或近圆形，直径 10 ~ 18cm，厚 1 ~ 2cm。皮壳坚硬，黄褐色至红褐色，有光泽，具环状棱纹和辐射状皱纹,边缘薄而平截,常稍内卷。菌肉白色至淡棕色。菌柄圆柱形,侧生,少偏生,长 7 ～ 15cm,直径 1 ～ 3.5cm,红褐色至紫褐色,光亮。孢子细小,黄褐色。气微香,味苦涩(图 5-14)。

2. 紫芝 皮壳紫黑色,有漆样光泽。菌肉锈褐色。菌柄长 17 ～ 23cm(图 5-15)。

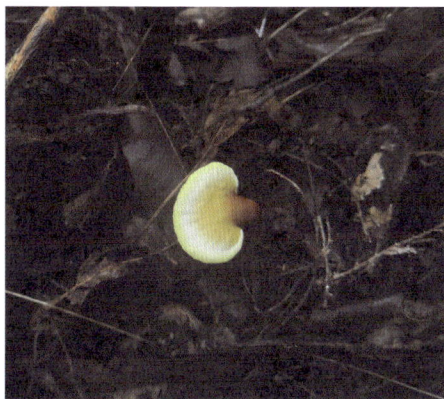

图 5-14 赤芝形态及生境

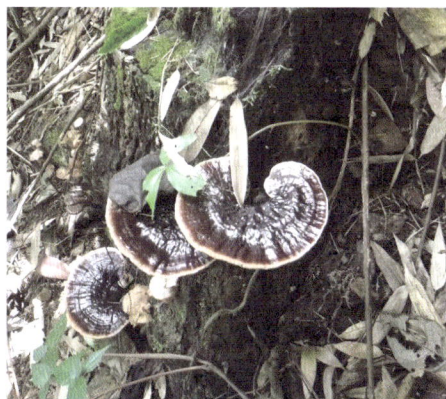

图 5-15 紫芝形态及生境

二、采收注意事项

(一)什么时候去采收?

野生赤灵芝及紫灵芝子实体的生长周期约 9 ～ 10 个月。夏秋之间,每年 5—9 月采收。

(二)采收哪些部位呢?

灵芝子实体开始释放孢子前可套袋收集孢子,待菌盖外缘不再生长,菌盖下面管孔开始向外喷射担孢子,表示已成熟,即可采收,从菌柄下端拧下整个子实体。

(三)怎么干燥、储藏?

晾干或低温烘干(温度不超过 55℃)收藏,并要通风,防止霉变和虫蛀。

三、使用方法

据《中华本草》记载,灵芝可内服,取 10 ～ 15g 煎汤服用;或者浸酒服用。

四、药材价值

（一）灵芝的开发价值

灵芝属于我国保健食品原料目录,可作为化妆品开发原料,用于开发化妆品、保健食品和药品。

（二）市场上已开发的产品

市场已开发剂型包括灵芝饮片、浸膏、浸膏粉、煎剂、冲剂、微粒冲剂、胶囊、片剂、蜜丸、糖浆、酊剂及口服液等,如灵芝孢子粉（胶囊剂）、灵芝茶（从灵芝中提炼精制而成的颗粒型冲剂）、灵芝西洋参口服液、灵芝孢子粉胶囊等。

（三）灵芝的经济价值

灵芝可供货源充足,货源处于正常的走动之中,行情平稳运行,现市场灵芝每个价格大约 25 ～ 30 元。

第九节

红景天

红景天为景天科植物大花红景天的干燥根和根茎,藏药名为索罗玛布,异名参玛、洛门其兔,性味甘、苦、平,归肺、心经,具有益气活血、通脉平喘等功效,可用于气虚血瘀、胸痹心痛、中风偏瘫、倦怠气短、高原反应等病症。

一、生长特性

（一）红景天生长在什么地方？

《中华本草》记载红景天生于海拔 2 800 ～ 5 600m 的山坡草地,灌丛石缝中,四川西部有分布（图 5-16）。

（二）红景天长什么样子呢？

花,花茎多,直立或扇状排列,高达 20cm,稻秆色或红色;叶,叶有短的假柄,椭圆状长圆形或近圆形,长 1.2 ～ 3cm,全缘、波状或有圆齿;枝,不育枝直立,顶端密生叶,叶宽倒卵形,长 1 ～ 3cm;茎,地上根茎短,分枝少,

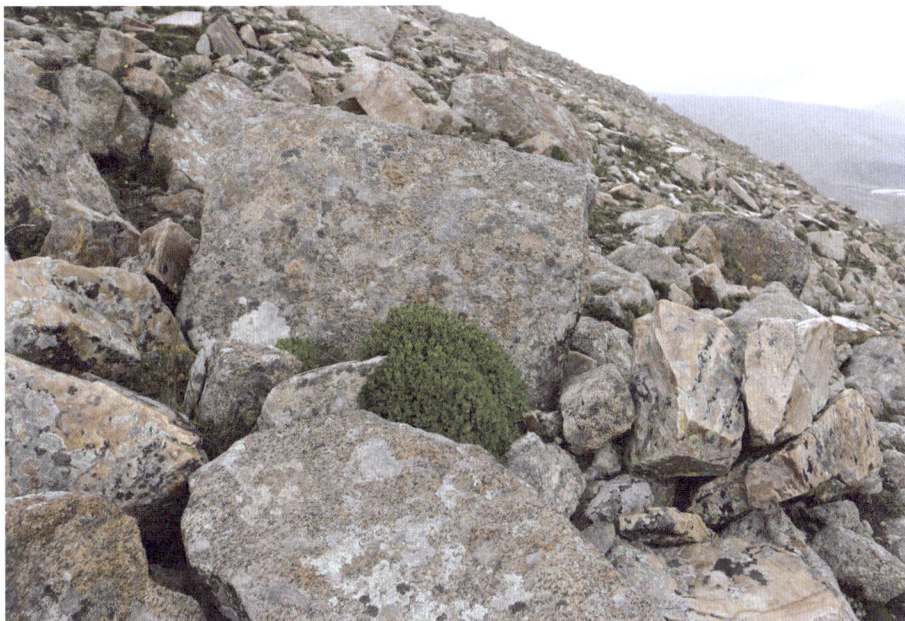

图 5-16　红景天生境

被莲座状基生叶;根,地上根茎短,残存茎少数,干后黑色,高达 20cm(图 5-17)。

二、采收注意事项

（一）什么时候去采收？

每年春、秋两季可采,但秋季质量为佳,所以多在 7—9 月采集。

（二）采收哪些部位呢？

红景天主要以地下部分根与根茎入药,故红景天主要采集地下部分,秋季花茎凋枯后采挖。

（三）怎么干燥、储藏？

采挖后的红景天除去粗皮,洗净,晒干。自然通风是一种经济、简单、有效的防潮方法。一般在晴

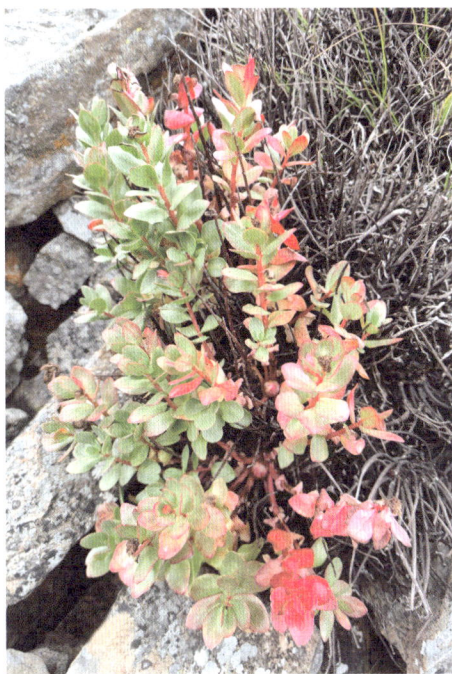

图 5-17　大花红景天形态

天无雾、空气干燥的情况下开启门窗以通风。但在阴雨潮湿的天气情况下不能通风。另外,也可采用排气扇提高通风效果。

三、使用方法

（一）日常可以怎么使用呢？

红景天饮片每日用量为 3 ～ 6g。红景天 6g 粗粉,分两次放入茶杯,冲入沸水,加盖 5 ～ 10 分钟即可饮用,适合用于预防高原反应。

（二）使用中需要注意哪些方面？

1. 不宜与咖啡、牛奶、豆浆等同用。

2. 食用红景天可能会引起胃肠道反应,如肠胃不适、恶心呕吐等。

3. 孕妇和哺乳期妇女不适宜使用红景天。

四、药材价值

（一）红景天的开发价值

红景天不仅是常用药物,而且属于保健食品和化妆品原料目录,故红景天可以用于开发保健食品、化妆品和药品。红景天花朵繁茂、颜色艳丽,可开发成观赏植物。

（二）市场上已开发的产品

红景天除作为中药饮片,还被开发成各种中成药及化妆品,如红景天口服液、红景天茶、红景天破壁饮片,以及红景天护肤品等。

（三）红景天的经济价值

红景天在中药大宗交易市场价格参考范围:带皮货价在每千克 70 ～ 90 元,鲜药材在每千克 20 元左右。

第十节

独一味

独一味是唇形科植物独一味的干燥地上部分,也有全草入药,别名为巴拉努努、吉布孜、大巴等,藏药名为达巴,性味甘、苦,平,归肝经,具有活血止血、祛风止痛的功效,可用于跌打损伤、外伤出血、风湿痹痛、黄水病等病症。

一、生长特性

(一)独一味生长在什么地方?

独一味在四川主要分布在海拔 2 700 ～ 4 500m 的川西高山草地地区。常多见于石质的高山草甸、河滩地或强度风化的碎石滩等条件相对恶劣的环境里(图 5-18)。

(二)独一味长什么样子?

独一味是一种多年生草本植物,共计四片叶子,两两相对生长,轮伞花序密集地堆簇于叶片正中,呈鲜艳的紫红色,在茫茫滩涂上格外显眼。低矮无茎,高度 2 ～ 10cm,根粗而长,直径达 1cm;叶片形状菱状圆形、菱形、扇形或三角形,贴着地面生长,皱纹明显,叶边有圆锯齿,叶上面有白色柔毛,叶柄长 1 ～ 3cm;花紫色,花萼漏斗形;花果期 6—9 月(图 5-19)。

二、采收注意事项

(一)什么时候采收?

在秋季 6—9 月花果期采收。

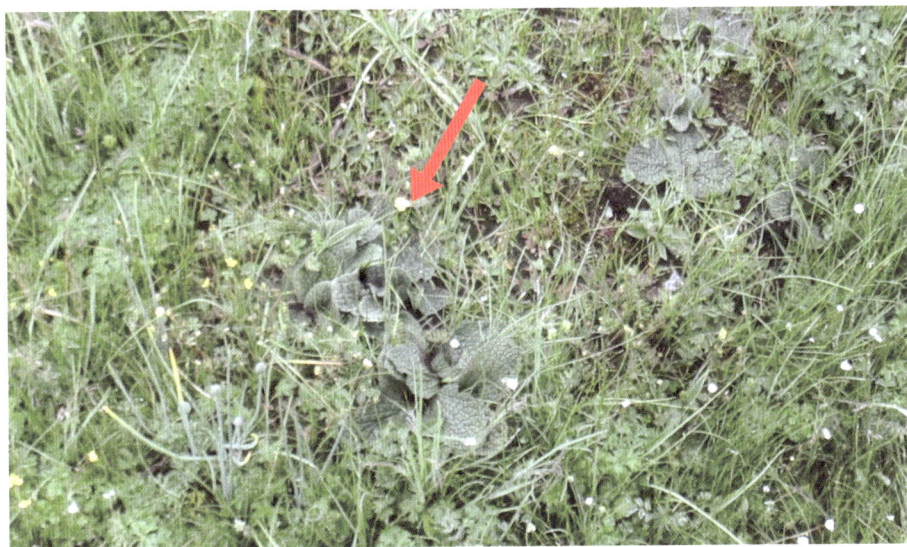

图 5-18 独一味生境

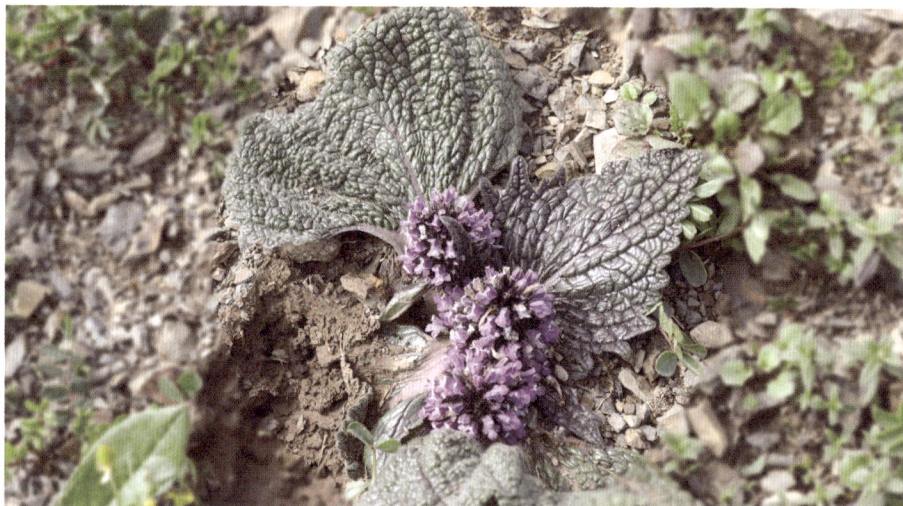

图 5-19　独一味形态

（二）采收哪些部位呢？

采全草，或者仅割取地上部分。只铲取地上部分、保留其地下根茎，可以有效地保护独一味的高原生态环境。

（三）怎么干燥、储藏？

洗净泥沙，晾干，在通风干燥处保存储藏，注意防虫、防霉。

三、使用方法

（一）日常可以怎么使用呢？

内服：研磨成细粉内服，每次 2 ～ 3g，也可以和其他药物配伍做成丸散剂使用［引自《中国药典（2020 年版）》《国家藏药标准全书》］。

外用：适量鲜品捣烂敷患处，或取适量干品制成软膏涂敷，用于跌打损伤。

（二）使用中需要注意哪些方面？

因为有活血化瘀的功效，无瘀滞及孕妇不可服用。

四、药材价值

（一）独一味的开发价值

独一味作为藏族常用药材，一直以水煎剂或外用的形式用于止血治疗，可开发内服和外用的药品。已开发剂型包括胶囊、片剂、颗粒剂、滴丸、软胶囊、独一味总环烯醚萜苷散剂与胶囊剂等内服制剂,和少数外用制剂,如软膏、贴剂等。

（二）市场上已开发的产品

现有包含独一味的中成药以口服制剂为主,如独一味滴丸、独一味胶囊、独一味分散片等,少数为外用制剂。

（三）独一味的经济价值

近5年,药材市场年均采收独一味原药材800吨左右。每年6—9月产新期,独一味采收价格在每千克20～22元,精选独一味叶价格在每千克25～26元。

第六章

母婴保健要知道

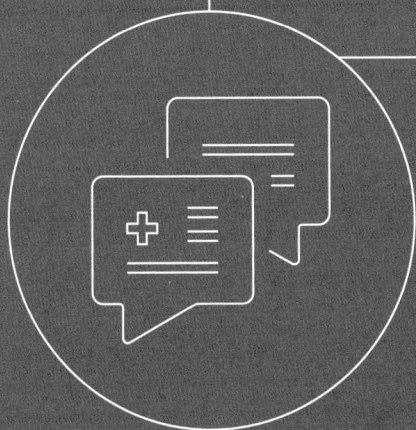

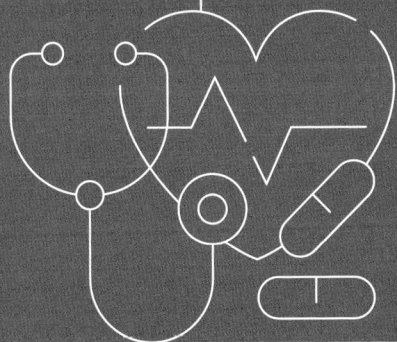

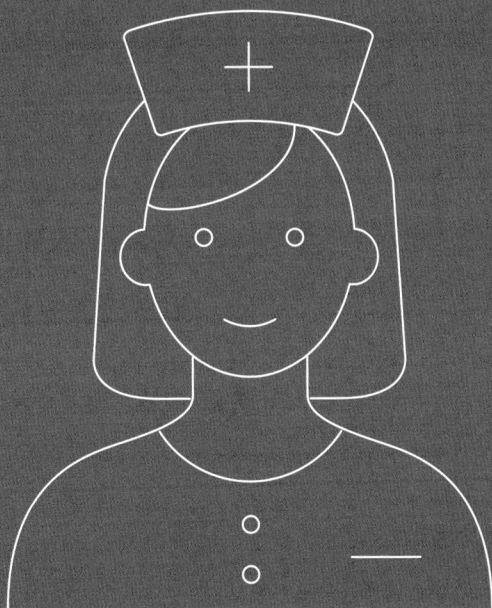

第一节　认识自己——女性生殖系统形态与功能

你对自己的生殖器官了解多少呢? 许多女性会因为害羞而不敢直面自己的生殖器,既不清楚它们到底长啥样,也不明白它们发挥着怎么样的作用。生殖器的健康会影响女性的生命健康和生活质量。因此,每一位女性都需要认识和了解它们。

一、露在外面的女性生殖器

女性露在外面的生殖器又叫做外生殖器,或者外阴,包括阴阜、大阴唇、小阴唇、阴蒂、尿道口、阴道口等(图 6-1)。大家不要因为害羞而忽略了它们,它们也需要被细心地清洁护理,不然容易发生感染。

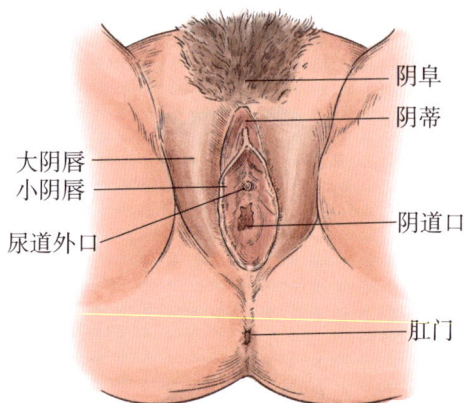

图 6-1　女性外生殖器

（一）软软的阴阜

阴阜在小腹的正下方,靠近大阴唇,微微鼓起来,是个软乎乎的小肉垫。女性到了青春期,阴阜表面的皮肤会开始长阴毛。每个人阴毛都不太一样,有的多,有的少,有的密,有的稀。

（二）厚厚的大阴唇

大阴唇在大腿内侧根部,鼓鼓的,与阴阜连在一起,表面也会长阴毛。平时两片大阴唇会自然合拢,它们是保护阴道和尿道的第一道大门。

（三）薄薄的小阴唇

小阴唇在大阴唇的内侧，分为薄薄的两片。小阴唇的表面是光滑和湿润的，这里的神经很多，非常敏感。两片小阴唇也会自然地合拢，它们是保护阴道和尿道的第二道大门。

（四）敏感的阴蒂

阴蒂藏在小阴唇顶端里面，小小的一粒，里面神经非常丰富，所以阴蒂特别敏感。它在性生活中可以让女性兴奋，增加性快感。

（五）隐蔽的尿道口

在阴蒂的下面有一个不明显、圆形的小孔，它是尿道的开口，尿液就是从这里出来的。尿道大约长 3 ～ 5cm，清洁不到位的话就很容易发生感染哦。

（六）容易受伤的阴道口

阴道口在尿道口的下面，是阴道的开口。阴道口里面有一层薄薄的膜，就是大家耳熟的处女膜。大多数处女膜中间是有一个小孔的，月经通过小孔流出。女性在剧烈运动或者初次发生性生活的时候，处女膜有可能会破裂，破裂的时候可能会流出少量的血液。

二、藏在里面的女性生殖器

女性藏在身体里面的生殖器又叫做内生殖器，包括阴道、子宫、输卵管和卵巢（图 6-2）。

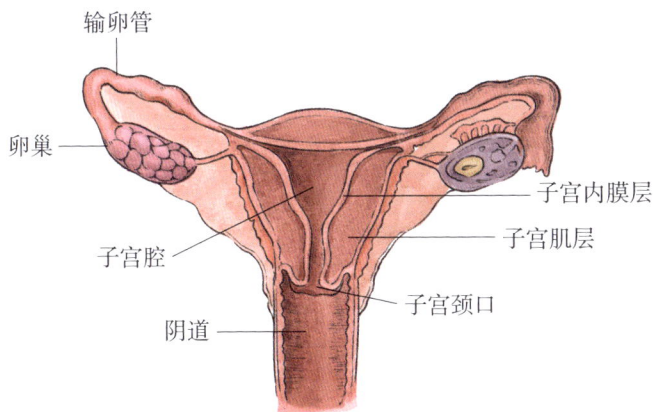

图 6-2　女性内生殖器

（一）一条重要的通道——阴道

阴道是一个长约 10cm 的通道，通道的外面是阴道口，通道的里面是子宫,月经就是从这里流出来的。阴道平时是窄窄的,但是它的弹性很好,所以,在发生性生活或者生孩子的时候是可以扩张的。

（二）孕育宝宝的场所——子宫

子宫是女性非常重要的器官,它是怀孕后养育宝宝的地方,宝宝就是在子宫里慢慢长成一个胎儿的。子宫长得像一颗倒着放的梨,它的弹性和延展性很好,没有怀孕的子宫跟鸡蛋差不多大,怀孕九个月的子宫就会变成西瓜那么大了。当然,在宝宝出生过后,子宫也是会收缩"瘦身"的,所以它又会从"大西瓜"变回"小鸡蛋"。

（三）传送带——输卵管

每个女性有两条输卵管,分别连在子宫的左右两边。输卵管是一条细细长长的管道,中间是空心的,它的作用就是把卵细胞或者受精卵从卵巢输送到子宫里面。输卵管如果发生了炎症,管道就会变得更加狭窄,出现不通畅的情况,卵细胞或者受精卵也就没有办法到达子宫了,因此女性就可能会出现不孕或者宫外孕。

（四）分泌激素和排卵的器官——卵巢

爱美是女人的天性,衰老就是女人的天敌,是谁在女人保持容颜不老中发挥着重要作用呢？就是卵巢,它可以让你容光焕发,也可以让你未老先衰。卵巢的功能之一是分泌性激素,主要包括雌激素和孕激素。这些激素能促进女孩子的性器官和乳房发育,能帮助女性每个月规律地来月经,维持女性的活力和健康。卵巢的第二个功能就是排卵了,卵巢像椭圆形的橄榄球,表面有凹凸不平的卵泡,卵细胞就是从这些卵泡里出来的,出来后它们就会进入到输卵管里面,与精子相遇,变成受精卵,然后再被运到子宫里面,变成胎儿。

第二节
爱惜自己——经期卫生与生殖系统感染预防

健康是人最重要的财富,然而处于生育期的女性常常会经历月经、怀孕、流产和生孩子等特别阶段。在这期间很容易遭到细菌、病毒和真菌等

"敌人"的侵犯,发生妇科炎症等情况,危害女性健康。因此,女性一定要爱惜自己的身体,增加经期保健常识,养成良好的生活习惯,预防生殖系统感染的发生。

一、月经常识要知道

月经,俗称"大姨妈",是由子宫内膜周期性脱落和出血形成的,月经正常与否在一定程度上反映着女性的身体状态。

(一)"大姨妈"初次来的时间

女孩子一般在 13～14 岁来第一次"大姨妈",也叫月经初潮。月经初潮有可能早到 11 岁,也有可能晚到 16 岁,时间的早晚与遗传、营养状况、环境等有关。月经初潮早于 10 岁是性早熟,晚于 16 岁是闭经,这两种情况都要去医院做详细检查。

(二)"大姨妈"间隔的时间

两次月经第一天之间的时间,叫月经周期。月经周期平均是 28 天,提前或者延后 7 天,只要是规律的,也是正常现象。如果月经周期小于 21 天是月经频发,大于 35 天是月经稀发。

(三)"大姨妈"持续的时间

"大姨妈"每次持续的时间叫做月经期,一般为 2～7 天,平均 3～5 天。如果流血的时间过长,容易引起感染的发生,也预示着可能患有生殖内分泌疾病。月经期间流的经血一般是 20～60ml,超过 80ml 代表月经过多。

(四)"姨妈血"的特点

"姨妈血"一般呈暗红色。血只是它其中的一部分,除此以外,还包括子宫内膜碎片、脱落的阴道上皮细胞和宫颈黏液等,具有无臭味、不凝固的特点,但在出血量较多的时候可有血凝块。

(五)"来大姨妈"的症状

"大姨妈"来了,有些人可能会出现下腹坠胀、腰酸等症状,极少数会出现头痛、失眠、疲倦、腹泻等症状,一般不需要特殊处理。

二、经期注意事项

1. 认识到月经是一种正常现象,解除不必要的思想顾虑,保持心情舒畅。

2. 注意保暖,避免受凉,要根据气候环境变化,适当增减衣物。

3. 注意劳逸结合,保证充足的睡眠,适当锻炼,但要避免剧烈运动、举重和重体力劳动。

4. 加强营养,少吃寒凉食物,不喝冷饮和浓茶,不吃辛辣刺激的食物。

5. 保持外阴清洁,每天用温水清洗外阴,勤换卫生巾。

6. 避免游泳、盆浴、阴道冲洗和性生活。

三、生殖系统感染发生的原因

生殖系统感染主要是由于大量有害的病原体,侵入外阴和阴道的"领地"后,会沿着黏膜往上蔓延,依次经过子宫颈、子宫内膜、输卵管黏膜到达卵巢和腹腔,从而造成所经过的部位出现感染。女性生殖器在解剖和生理上,具有比较强的自然防御敌人的作用,按理说不容易出现生殖系统的感染,然而实际情况却恰好相反,这是为什么呢?

(一)地理位置不好

阴道和肛门、尿道是"邻居"。阴道前面是尿道、后面是直肠,可以说是"前有狼后有虎",容易被粪便和尿液污染,然后引起感染。

(二)生殖道损伤

阴道是性交、分娩、人流手术等各种宫腔操作的必经之路,容易被损伤感染。

(三)生殖系统的保护屏障遭到破坏

女性在月经期、怀孕、生孩子和坐月子这些特殊阶段,如刚顺产生完孩子的时候,阴道口没有"关门",阴道松弛,阴道、宫颈和子宫有创伤,这些情况都让我们身体自然防御功能遭到破坏,细菌、病毒和真菌等就乘虚而入,引起感染。

(四)阴道生态环境破坏

阴道正常环境是酸性,能够抑制喜欢弱碱性环境的病原体繁殖,具有"自净"作用。"洗洗更健康",经常进行阴道灌洗,或者有点感冒不舒服,总是乱用抗生素,都会破坏阴道的酸性环境,其他致病菌过度繁殖,或易于入侵,炎症就来了。

(五)血糖偏高

"心情不好吃点甜的就好了""多吃水果补充维生素",殊不知过过嘴瘾,会使血糖一下子就升高,而潜伏的细菌和真菌,见了糖就有多少吃多少,于是就迅速繁殖导致炎症。

（六）个人习惯不好

喜欢穿紧身裤、不透气的化纤内裤,经常垫护垫,内裤袜子一起丢洗衣机洗,公共场所的马桶、浴缸、毛巾随便用。这些不良的生活习惯容易引起感染。

四、生殖系统感染的症状

（一）外阴不适

外阴在白带的刺激下,会有瘙痒、疼痛、烧灼感等不适,外阴或阴道口也会发红和肿胀。

（二）白带异常

正常的白带是白色稀糊状或蛋清样,量少,没有腥臭味。当出现生殖系统感染的时候,白带会显著增多,并且有臭味。如滴虫性阴道炎,白带是稀薄泡沫状,有脓,黄绿色;外阴阴道假丝酵母菌病,白带是豆腐渣或凝乳状;细菌性阴道炎,白带稀薄,灰白色,有鱼腥臭味。

（三）疼痛

外阴炎会出现外阴的疼痛。盆腔炎主要表现为腰骶部疼痛、下腹痛,在活动、性生活后以及月经前后加重。

（四）不孕

黏稠的炎性分泌物不利于精子通过,输卵管炎性粘连堵塞,或慢性炎症使盆腔淤血,都可以造成不孕。

五、生殖系统感染的预防

（一）注意个人卫生

大小便后按照从前往后的顺序擦拭,避免来回擦。注意经期、孕期、分娩和产褥期的个人卫生。

（二）养成良好的习惯

穿宽松裤子,棉质、透气的内裤,避免长时间使用护垫,内裤单独清洗,使用马桶、浴缸前要消毒,毛巾、衣服等私人物品不公用（图 6-3）。

（三）减少手术损伤

每次性生活,做好避孕措施,避免人工流产。

（四）保护阴道生态环境

不滥用抗生素;用清水清洗外阴,不要伸到阴道里面去冲洗。

（五）增强免疫力

早睡早起，"管住嘴，迈开腿"，提高机体免疫力。

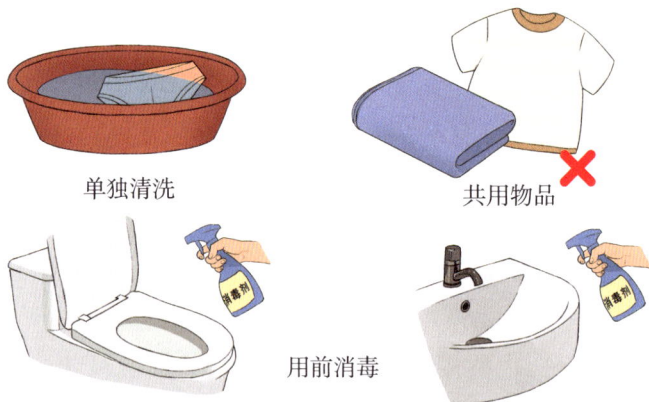

单独清洗

共用物品 ✕

用前消毒

图 6-3　养成良好的习惯

第三节

赢在起跑线——孕前准备

稀里糊涂？意外怀孕？风险未知？这可不行！当夫妻俩决定进入下一个人生旅程，孕育一个新生命时，最大的心愿当然是宝宝健康啦！想要赢在起跑线，那么至少提前三个月就要做的孕前准备是关键，这些注意事项必看，一起行动起来，准备好升级做爸爸妈妈吧！

一、优生优育的最佳时机

女性的黄金生育年龄为 25～30 岁，太早或者太晚都对孕妈妈和宝宝都不太友好。如果年龄太小了，女性的生殖器官和心智都是没有完全发育成熟的，对孕妈妈身心会有较大的伤害。如果怀孕年龄超过了 35 岁，就是高龄产妇了，孕妈妈会难以承受怀孕时身体的改变，容易出现高血压、糖尿病、难产等，同时卵细胞质量也会有所下降，容易出现流产等情况。因此，把握好最佳的生育年龄，并尽量在这段时间怀孕，对妈妈和宝宝的健康都有重要的意义。

二、关注排卵期，提高受孕率

大多数女性的卵巢从青春期开始，每个月会排出一颗卵细胞，这个过程叫做排卵。女性一辈子大概会排 400 ～ 500 个卵细胞，数量有限，尤为珍贵，因此备孕需要确定排卵期。排卵期一般是在下次来月经前的第 14 天，所以只要知道下个月大概什么时候来月经，就能推算出什么时候排卵啦！女性的卵细胞被排出后只能存活 12 ～ 24 小时，因此受孕的最佳时间就是在排卵期的前后两天，越靠近排卵期发生性生活，怀孕的概率就越高哦！

三、全面体检，遗传咨询

你知道你现在的身体状况适合怀孕吗？专家建议在孕前 3 ～ 6 个月，男女双方都到医院做一次全面的身体检查，看看有没有不适合生育的疾病，比如先天性心脏病、精神疾病及部分传染病等。那么到底需要检查哪些项目呢？

必查项目：血常规、尿常规、血型、肝肾功能、空腹血糖、乙肝 - 艾滋 - 梅毒筛查、地中海贫血筛查等。

备查项目：子宫颈细胞学检查、优生五项检查、阴道分泌物检查、甲状腺功能检测、75g 葡萄糖耐量试验、血脂检查、心电图等。

四、补充叶酸

叶酸，也叫维生素 B_9，是备孕期间最重要的营养素之一，可以用于预防胎儿神经管畸形，防止出现无脑儿、脑膨出、脊柱裂等情况。建议准妈妈在孕前 3 个月开始补充叶酸，每天 400 ～ 800μg。请一定要引起重视哦！

五、健康的生活方式

（一）做一个开心的准妈妈

备孕期间要保持积极乐观的心态，热爱生活，顺其自然，千万不能操之过急，过于焦虑或紧张是不利于受孕的，尤其是准妈妈，情绪波动是会影响排卵的。要知道，幸福恩爱的夫妻生出来的宝宝是最可爱的哦！

（二）停止避孕

已经定好了备孕计划，那么就可以停止避孕措施了。如果之前采用的是药物避孕,需要停药 3 ～ 6 个月后再备孕;如果是采用宫内节育环避孕,就需要先去医院取环,一般取环 3 ～ 6 个月后,身体恢复好了就可以备孕了。

（三）锻炼身体

良好的身体素质是基础,是为孕育一个健康强壮的宝宝做准备,也是为怀孕、分娩和迎接宝宝出生做准备。夫妻双方都可以选择喜欢的运动方式,如跑步、游泳、瑜伽等。

（四）远离烟酒

建议夫妻双方孕前 3 个月全面戒烟戒酒,这是因为香烟中的尼古丁和酒中的乙醇对精子、卵细胞都有损害作用,怀孕后容易出现流产、胎儿畸形、死胎等情况。为了宝宝的健康,也为了爱人和自己的身体健康,请各位牢记于心,远离烟和酒。

（五）小心致畸药物,小心放射性检查

如果在备孕的时候生病了,一定要谨慎选择药物哦。可以和医生说明备孕计划,了解所用药物是否会影响备孕。同时,备孕期间也要注意避开放射性检查,射线会伤害到生殖细胞,影响怀孕,比如 X 线、CT 等。如果已经做过了检查,那么建议 3 个月后再备孕,给身体代谢和恢复提供缓冲时间。

（六）规律的性生活

性生活需要规律且节制,过于频繁的性生活会降低精子的质量和活力。并不是次数越多就越容易怀孕,算准排卵期才是必胜的关键。

（七）远离危险环境和物质

准妈妈在工作和生活中需要远离危险的环境和物质,如高温环境、铅、汞、辐射、油漆等。因此,在备孕期间避免居住刚装修完的房间,不用含有铅、汞及激素类的化妆品,不使用农药及杀虫剂等。

（八）均衡健康的饮食

饮食应营养均衡,多吃新鲜的蔬菜和水果;每天保证摄入足量的优质蛋白质,如鸡蛋、牛奶和肉类;常吃粗粮,补充纤维素和优质脂肪,每天可以吃一小把坚果;避免过多摄入含咖啡因的饮料、高糖及辛辣刺激的食物。

相信准爸爸、准妈妈们应该都做好准备了,为了赢在起跑线上,为了宝宝的健康,赶紧行动起来吧!接下来就是静静地等待新生命的诞生啦!

第四节

孕育健康小宝宝——孕期保健

对于所有初产孕妈妈来讲,怀孕让人既兴奋又担忧,担心肚子里的宝宝长得是否健康,担心自己能不能适应孕期生活,担心分娩是否顺利,担心自己会不会身材变形、容颜不再。别担心,我们来教你如何做好准妈妈,孕育健康小宝宝。

一、怀孕的诊断

月经周期正常的育龄期妇女,有性生活史,一旦月经过期 10 天以上,首先考虑自己可能怀孕了。这时,可以先用早孕试纸自我检测下,最终还是需要去医院做个尿液或血液的妊娠试验,如果阳性,恭喜你怀孕了(图 6-4)。

如果你月经周期不正常,当你出现了晨起恶心、呕吐、食欲减退,喜食酸物或者偏食等,也需要去医院查一查是否怀孕了。

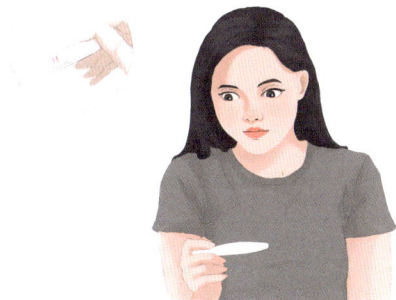

图 6-4　早孕试纸阳性

二、怀孕后到医院建档立卡,进行规律的产前检查

怀孕建卡是为孕妇建立比较完整的孕期档案,方便医生及时追踪随访,所以在怀孕之后如果确定是宫内活胎,并且有生育意愿,就需要到当地的社区或医院建档。

一般是在妊娠 6～12 周期间完成建档。初次建卡的时候需要做一些检查,比如 B 超、血型、血常规等,建完卡之后按照医生的安排定期产检就可以了。

三、孕期进食有"妙方"

孕期需要合理增加营养摄入,以满足自身和胎儿生长发育的需要。中国营养学会《中国孕妇、乳母膳食指南(2022)》建议,孕期妇女膳食应在非孕妇女的基础上,根据胎儿生长速率及母体生理和代谢的变化进行适当的调整。孕早期胎儿生长发育速度相对缓慢,所需营养与孕前无太大差别。孕中期开始,胎儿生长发育逐渐加速,母体生殖器官的发育也相应加快,对营养的需要增大,应合理增加食物的摄入量,可按照《中国孕期妇女平衡膳食宝塔》推荐合理安排饮食(图 6-5)。

四、孕期常见症状的处理

(一)恶心呕吐

多数孕妈妈会出现恶心呕吐等早孕反应,主要原因是体内人绒毛膜促性腺激素(human chorionic gonadotrophin,HCG)升高,到孕 12 周的时候 HCG 就逐渐下降,早孕反应就会减轻或消失,在此期间可以少食多餐,清淡饮食。如果呕吐剧烈,或者 12 周后症状仍未减轻,那就需要就医了。

(二)尿频尿急

孕早期增大的子宫压迫膀胱,孕晚期胎儿下降也会压迫膀胱,导致膀胱的有效容量变小,从而导致尿频尿急(图 6-6)。这都是正常现象,孕妈妈们不用紧张,也不用特别处理,尤其不能为了少上厕所就少喝水,这样容易导致尿路感染。

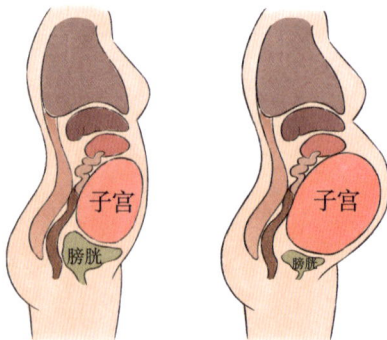

图 6-6　增大的子宫压迫膀胱导致容量变小

	孕中期	孕晚期
加碘食盐	5克	5克
油	25克	25克
奶类	300~500克	300~500克
大豆坚果	20克/10克	20克/10克
鱼禽蛋肉类	150~200克	175~225克
瘦畜类肉 每周一到两次动物血或肝脏	50~75克	50~75克
鱼虾类	50~75克	75~100克
蛋类	50克	50克
蔬菜类 每周最少一次海藻类	400~500克	400~500克
水果类 每天必须至少摄取含130克碳水化合物的食物	200~300克	200~350克
谷类	200~250克	225~275克
薯类	75克	75克
水	1 700毫升	1 700毫升

叶酸补充剂每天0.4毫克
贫血严重者在医生指导下补充铁剂
适度运动，经常户外活动
每周测量体重，维持孕期适宜增重
愉悦心情，充足睡眠
饮洁净水，少喝含糖饮料
准备母乳喂养
不吸烟，远离二手烟
不饮酒

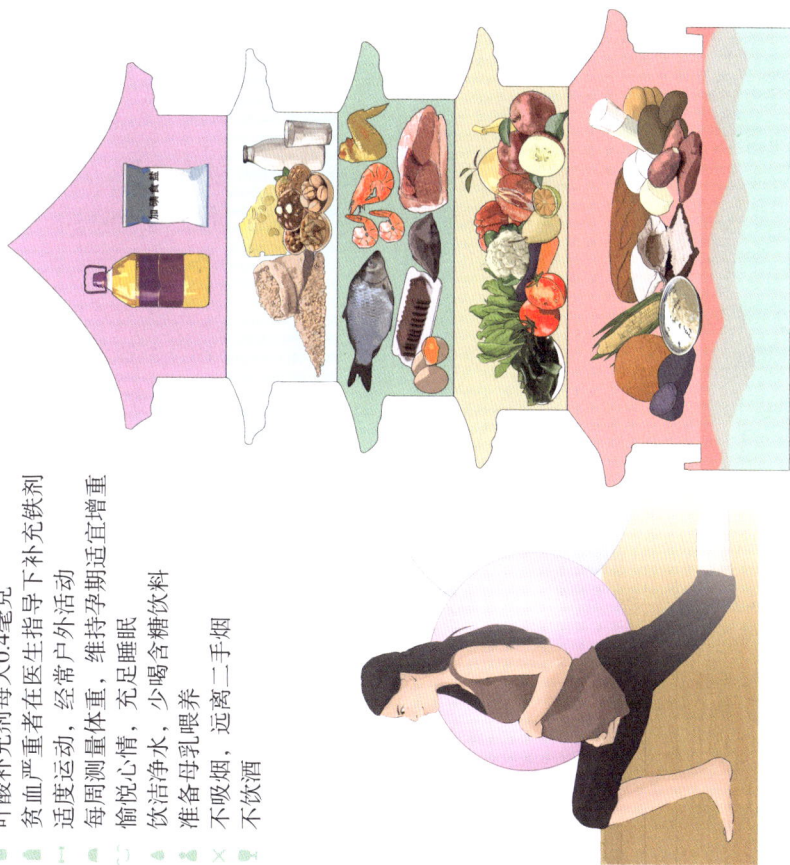

图6-5　中国孕期妇女平衡膳食宝塔

（注：据中国营养学会《中国孕期妇女平衡膳食宝塔》绘制）

（三）白带增多

孕期由于性激素的上升，会导致阴道微生物环境发生变化而出现白带增多，需要每天更换内裤，最好穿纯棉的，每日清水冲洗外阴，严禁阴道冲洗和坐浴，以免逆行感染。当出现外阴瘙痒、灼热等情况要及时就医。

（四）下肢水肿

下肢水肿是增大的子宫压迫下腔静脉导致血液回流受阻而导致的，可通过采取左侧卧位休息、避免久站久立、抬高下肢的方式来预防和缓解。如果出现了下肢凹陷性水肿，或者休息后水肿不消退，要及时就医，警惕妊娠期高血压和肾脏疾病的发生。

（五）便秘和痔疮

孕期随着胎儿发育，日益增大的子宫会压迫盆腔，使直肠静脉丛内的血液回流受阻，再加上孕期肠蠕动减慢，孕妇常出现便秘、痔疮，或原有痔疮加重。所以，孕期要养成定时排便的习惯，多吃水果、蔬菜等纤维素多的食物，适当多饮水，适当运动。

（六）腰背痛

腰背痛是因为增大的子宫前倾导致腰背部肌肉被过度牵拉，孕期要穿低跟软底鞋，适当调整工作强度，疼痛严重时可以卧床休息，局部热敷。孕期瑜伽也可以练起来，以缓解疼痛。

（七）贫血和下肢肌肉痉挛

由孕期对铁和钙的需求增加而致，因此应注意饮食均衡，多食含铁、含钙丰富的食物，适当地晒晒太阳，也可以在医生的指导下服用铁剂和钙片。

五、胎教怎么做

孕期妈妈要和宝宝主动建立良好的情感交流，让宝宝提前感受妈妈的爱，妈妈要保持愉快的心情，可以轻柔缓慢抚摸腹部，跟宝宝说话或者朗读，也可以为宝宝播放舒缓、轻松、美妙的音乐。

六、孕期自我监测

（一）孕期体重监测

孕早期体重变化不大，可每月测量一次，孕中晚期每周测量体重一次。一般单胎整个孕期体重增加约 12.5kg，孕晚期也就是孕 7 个月后每周体重增加不超过 0.5kg。如果超重，有可能出现隐性水肿。

（二）孕期胎动监测

胎动计数是孕妈妈自我监测宝宝在子宫内是否安全的最简便的方法，孕妈妈大概在 4 个月时就能感觉胎动，一般每小时 3 ~ 5 次，如果连续计数 2 小时小于 10 次，可以改变体位再计数 2 小时，如果仍然小于 10 次或者较上一天减少 50% 以上，代表胎儿有可能出现宫内缺氧。

七、孕期需要特别注意的事项

（一）孕期服药

许多药物能通过胎盘，有些药物对胚胎和胎儿有毒性作用，可导致胎儿畸形、流产，因此孕期切忌乱用药。如有特殊原因需要用药，也需要在医生的指导下服用。

（二）孕期异常症状

如果出现了阴道流血、流液，或腹部疼痛、寒战、发热、头痛、胸闷、眼花、心悸、气短等症状，要及时就医。

（三）孕期性生活

孕期前三个月和后三个月均不能有性生活，以免流产、早产和感染，孕中期性生活也要轻柔。

第五节

科学健康坐月子——产褥期保健

产褥期是指胎儿、胎盘娩出后到产妇机体和生殖器官恢复或接近正常未孕状态所需要的一段时间，一般需要 6 ~ 8 周。这段时间也俗称坐月子。中国人讲究坐月子，但就现今的科学论点来看，某些做法已随时代的进步而改变。究竟如何科学坐月子，才能让妈妈产后可以更健康、更有活力？让我们一起来学习吧！

一、产后生活照护

分娩的疲劳，产时、产后的出血，会使妈妈的抵抗力下降；子宫内创面、会阴伤口或剖宫产伤口,使妈妈更容易发生感染。因此,产后生活照护很重要。

（一）产后居室环境

室内温湿度适宜,不论冬夏,每天都应开窗通风,通常上午、下午各通风一次,每次至少 30 分钟,使室内空气新鲜。但应注意产后妈妈身体虚弱,通风时应避免对流风。冬季通风时,妈妈应注意保暖,预防感冒。

（二）产后休息与活动

因分娩时妈妈消耗了大量体力,产后应增加卧床休息的时间,但不应卧床不动。顺产后,如果体力恢复较好,应尽早活动,6 ～ 12 小时内即可起床轻微活动,第二天可在室内随意走动。剖宫产后 24 小时内可在床上翻身,勾脚尖或做下肢的轻微活动,24 小时后可下地活动。第一次离床活动应在家属陪同下完成,避免摔倒!

根据妈妈身体恢复的情况,产后可先后开展腹式呼吸、凯格尔运动、产后瑜伽、产后康复操等活动,以利于妈妈体能恢复,并塑造良好体形。活动应注意循序渐进,以不引起疲劳为宜;不宜过早进行体力活动,或做弯腰、下蹲等动作,以免增大腹压,引起子宫脱垂。

（三）产后身体清洁

1. 勤洗澡,勤换内衣、内裤　产后皮肤分泌旺盛,多汗,应常洗澡。正常产后 2 ～ 3 天,只要体力能支撑,就可以洗澡、洗头。因月子期间子宫尚未完全恢复,盆浴容易引起生殖系统感染,故应该选择淋浴;无淋浴条件,应用温热水擦洗全身。产后虽然应常洗澡,但由于妈妈气血亏、抵抗力差,应注意空腹或刚吃饱时不应洗澡,洗澡时室温、水温不可过高,时间不可过长,洗澡后及时保暖,不应湿着头发睡觉。

2. 勤刷牙　由于产后身体虚弱、抵抗力差,进餐次数增加等原因,若不及时刷牙,食物残渣破坏牙釉质,容易出现龋齿、牙周炎等。同时由于体内激素水平变化,妈妈牙龈敏感,易出现牙龈肿胀、出血等问题,故妈妈应保持口腔卫生。早晚用软毛牙刷刷牙,并用温水漱口,每次餐后,也应用温水漱口。

二、恶露的观察与护理

无论是顺产还是剖宫产,每一位妈妈都要历经恶露的过程,但只要妈妈们了解恶露,科学地做好观察与护理,可免去不必要的担心。

在分娩后的 6 周内,子宫修复过程中,残存在子宫里的蜕膜、血液、宫颈分泌物等会逐渐脱落排出,出现阴道出血的情况,这是正常的生理现象,医学上称之为产后恶露。恶露的颜色及内容物随时间而变化,一般分为三个阶段。恶露持续时间因人而异,一般持续 4 ~ 6 周。

（一）恶露的分类

1. **血性恶露**　色鲜红,含大量血液,量多,有时有小血块。血性恶露大概持续 3 ~ 4 天。

2. **浆液性恶露**　色淡红,含大量浆液、少量血液,但有较多的坏死蜕膜组织、宫颈黏液、宫腔渗出液,且有细菌。浆液性恶露持续 10 天左右。

3. **白色恶露**　浆液逐渐减少,白细胞增多,转变为白色恶露。色较白,黏稠,含大量白细胞、坏死蜕膜组织、表皮细胞及细菌等。形如白带,量较白带多。一般持续 20 天左右(图 6-7)。

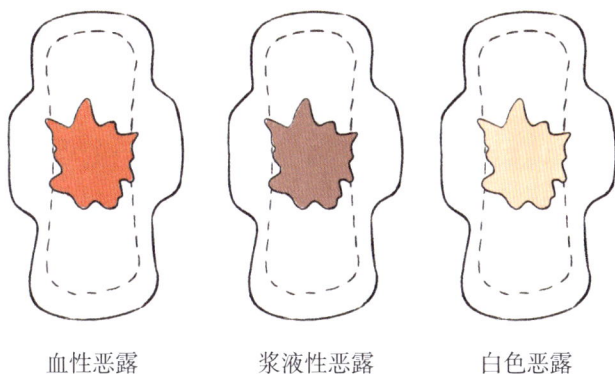

血性恶露　　　　浆液性恶露　　　　白色恶露

图 6-7　恶露的分类

（二）恶露的观察

1. **恶露量过多**　宝宝吸吮乳头,或妈妈起身时,恶露量会增加,若恶露量超过平时最多月经量,并伴有大血块,甚至伴头晕、恶心、乏力,需警惕子宫出血,应及时就诊。

2. **恶露有异味**　正常恶露有血腥味,但没有异味,如出现异味或者伴有发热等,要警惕生殖道感染。

3. **恶露排出时间过长**　产后 6 周恶露仍未干净,需及时就诊,排除子宫复旧不良或子宫内膜炎等情况。

4. 恶露干净后又出现阴道出血　这是很多妈妈的疑惑,这到底是恶露未干净,还是月经来了? 实际上产后第一次月经和平时的月经是有很大不同的,而且产后月经在什么时候恢复,每个妈妈之间也有很大个体差异。我们可以观察出血的时间和出血量,若时间小于 7 天,量少于月经量,可以居家观察;若出血量大于月经量,或持续时间大于 7 天,需及时就诊。

（三）恶露的护理

1. 会阴清洁　每天用温水清洗外阴,勤换卫生巾,避免感染。

2. 母乳喂养　母乳喂养的妈妈,让宝宝多吸吮,可刺激子宫收缩,促进恶露排出。

3. 按摩子宫　产后配合医务人员按摩子宫,妈妈和家属也可以学习用环形手法按摩子宫,增强子宫收缩,促进恶露排出。

4. 适当活动　产后不可长时间卧床,可以通过凯格尔运动、散步等来帮助子宫收缩,促进恶露排出。

三、产褥期膳食

（一）产后进食时间及饮食类型

顺产妈妈稍作休息后,即能进食。可进食适量易消化的半流质食物,如藕粉、蛋花汤。维持 1 ～ 2 天后,可进食软饭或普通饮食。

如分娩时有会阴撕裂者,应给予流质或半流质等少渣饮食 5 ～ 6 天。

剖宫产妈妈术后 6 小时内禁食、禁饮。术后第一天,妈妈的消化能力较弱,一般以蛋汤、米汤等流质食物为主,但忌食牛奶、豆浆、大量蔗糖等容易导致胀气的食品。术后第二天,胃肠功能逐渐恢复,待肠道气体排出后,可吃些稀、软、烂的半流质食物,如稀粥、汤面、馄饨,持续 1 ～ 2 天后,逐渐过渡到普通饮食。

（二）产后食物及烹调方法选择

妈妈生产时会出血,需要补充造血的重要物质,如蛋白质和铁。产褥期膳食可比平时多增加鸡、鱼、瘦肉,或动物肝、肾、血,以补充生物学价值较高的蛋白质和铁。鸡蛋含丰富的蛋白质,但每日进食量一般不超过 6 个,以免增加肾脏负担。

为了保证乳汁的分泌,烹调时要注意多用带汤的炖菜,如炖母鸡汤、排骨汤、牛肉汤、鲫鱼汤、猪蹄汤等。尽量少用煎、炸等不易消化的烹调方法。

此外,妈妈应纠正产褥期仅进食肉汤和荤腻的动物性食品,而忽视蔬菜水果的传统饮食习惯。每日都要吃适量的新鲜蔬菜和水果,它们除了富含维生素、矿物质外,还含有较多的膳食纤维,可以促进胃肠蠕动。

四、产后月经恢复与避孕

产后月经恢复与妈妈的年龄、哺乳时间长短密切相关。一般来说,不哺乳的妈妈产后 6 ～ 10 周月经会恢复,哺乳的妈妈可延迟至哺乳期后恢复月经。哺乳虽能推迟月经恢复,但产后 4 ～ 6 个月大多数妈妈已恢复排卵。所以不管哺乳与否,产后应注意避孕。一般情况下,产后 42 天,恶露干净,即可同房。同房时,建议选择避孕套、宫内节育器等方式避孕,不宜选择避孕药避孕,以免引起激素水平紊乱,影响泌乳。

第六节

呵护稚嫩小生命——新生儿日常照护

各位宝妈宝爸们,十月怀胎,一朝分娩,怀着激动的心情终于与心爱的小宝宝见面了!可是见到那柔软而娇嫩的小生命,是否既想要给予宝宝无限关爱,又害怕照护不到位、伤害到宝宝呢?别担心!做好以下几点,呵护宝宝健康!

一、正确抱宝宝,有利脊柱发育

抱宝宝前应先洗手,穿干净衣服,抱的时候要动作轻柔,因为宝宝的头相对比较大,颈部肌肉发育还未成熟,脊柱自然弯曲还未形成,要注意保护,多采用横抱的方法。抱者一手托住婴儿头颈与肩部,手臂环绕其背部;另一手托住婴儿臀部,让婴儿身体横躺在抱者手臂上(图 6-8)。

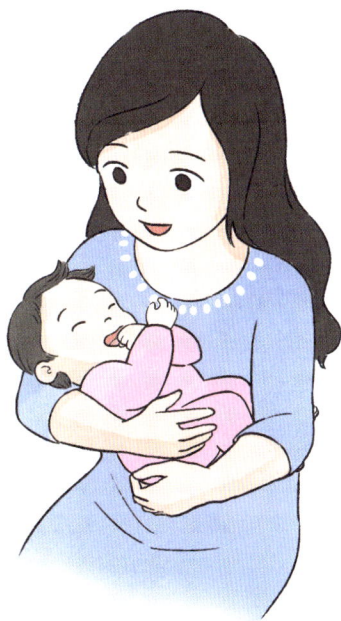

图 6-8　横抱式

二、注意保暖

宝宝出生后应立即擦干身体上的羊水,穿好干净衣服,戴好小帽子,盖上小被子保暖。如宝宝一切正常,也可以让宝宝和妈妈皮肤紧密接触保暖,给妈妈和宝宝盖好被子,一定注意要露出宝宝口鼻,以免影响宝宝呼吸,出现生命危险。当宝宝腋下温度在 36.5 ～ 37.5℃时,或者摸宝宝颈部、背部感觉温度正常时,宝宝可以单独休息,多选用侧卧位。室内温度在 24 ～ 26℃,相对湿度在 55% ～ 65%,房间安静整洁,阳光充足,通风良好,注意避免对流风或阳光直接照射新生儿的脸。夜间睡眠时,应保持环境安静、黑暗,如有需要,可开小夜灯,既方便照料又不影响宝宝睡眠,注意小夜灯使用后要及时关闭。睡眠时注意观察宝宝的面色和呼吸状态,被褥不要捂住宝宝口鼻。

三、合理喂养

宝宝出生后如一切正常,妈妈无传染病、严重疾病及特殊用药等,出生后可以立即吸吮妈妈乳头,既防止宝宝低血糖,也可促进妈妈乳汁分泌。喂养前妈妈洗净双手,适当清洁乳头;喂养时让宝宝含住妈妈乳头及大部分乳晕,两侧乳房轮流喂养。如果妈妈不能母乳喂养,则首选配方奶喂养宝宝,早产儿选用早产儿配方奶,按喂养说明进行喂养。喂养后注意奶瓶、奶嘴等的清洁消毒,观察大便性质及颜色变化,以便进行调整。无论是哪一种喂奶方法,喂奶后都应竖抱宝宝拍嗝,防止溢奶,拍背后让宝宝右侧卧位休息。

四、皮肤清洁和观察

宝宝出生 24 小时后可洗澡或擦澡,洗澡可以增加宝宝的舒适感,增强宝宝对环境适应能力等,根据情况可以一天一次或隔天一次,要注意动作轻柔、脐部消毒,保护宝宝的安全。宝宝洗澡时间选择喂奶后半小时到一小时,室温在 26 ～ 28℃,水温 38 ～ 40℃,先洗眼睛,由眼内侧到外侧,再洗脸和头,最后洗身体。洗头时应注意托住宝宝头颈部,用手指轻轻堵住宝宝的双耳,防止水进入宝宝耳部,诱发感染。清洗宝宝身体时注意颈部、腋下、腹股沟、肘窝、腘窝等皮肤皱褶处的清洁,一次洗澡时间 5 ～ 10 分钟,不宜过长。清洗完毕立即擦干全身水分,尤其是头部、皮肤皱褶处的水分。洗澡后为宝宝穿质感柔软、透气的尿布或纸尿裤。穿柔软、透气、浅色、无装饰物、宽松的衣服，并勤更换，保持皮肤清洁干燥。

洗澡也可方便观察宝宝皮肤颜色情况，宝宝出生后 2～3 天开始，皮肤会出现颜色发黄的现象，4～5 天颜色略深些，一般 10～14 天左右消退，精神食欲好，属于正常现象。但宝宝如出生 24 小时内皮肤就变黄，或者皮肤黄色加深加重，身体皮肤黄的部位越来越多，或者宝宝出现不吃奶、精神差等情况，应及时就医。

五、正确消毒脐部，预防感染

脐部护理不到位，可导致脐部发炎，严重者还可能有生命危险，因此要保持宝宝脐部清洁干燥。每日用消毒棉签蘸 75% 酒精或碘伏从脐根部由内到外消毒 2～3 次，洗澡后先用干棉签吸干脐窝水分，再进行消毒。避免纸尿裤或尿布摩擦脐部，每 2 小时左右更换纸尿裤或尿布，以免排尿后尿液浸湿到脐部创面。同时保持会阴部清洁，如有大便应立即用温水清洁臀部，并更换新的纸尿裤或尿布。

六、"智护"训练

"智护"训练可促进宝宝智力发育、强健身体，帮助宝宝健康成长，帮助新生儿增强信任感，包括视听训练和体格锻炼。

（一）视觉和听觉训练

1. 视觉训练　宝宝安静清醒状态下，手拿色彩鲜艳的玩具，如红球在距离宝宝眉心 20cm 处，宝宝眼睛注视红球后，由中间先向一侧缓慢移动红球，再回到眉心，然后向另一侧缓慢移动红球，每天训练 3～4 次，每次由 20 秒逐渐增加到 1～2 分钟。

2. 听觉训练　给宝宝听轻松舒缓的音乐，或者家长在宝宝耳边轻轻呼唤宝宝名字。也可以在安静环境中，宝宝清醒状态下，用沙锤等发声乐器在新生儿耳边 20cm 左右轻轻摇动，声音不可太响，一侧时间不超过 30 秒，两侧耳朵轮流进行，一次 1～2 分钟。

3. 视听结合训练　家长面对宝宝，距离约 20cm，一边声音亲切温柔、面部表情丰富地呼唤宝宝，一边从中间向左或向右缓慢移动头部，吸引宝宝看家长的脸。

（二）体格锻炼

1. 全身按摩（抚触）　按摩时室温 26～28℃，湿度 55%～65%，播放舒缓的音乐，家长剪短指甲并打磨光滑，摘掉佩戴的饰物（如戒指、项链及手镯等),洗净并温暖双手,涂抹适量抚触油,按照面部—头部—胸部—腹部—四肢—背部—臀部顺序为宝宝按摩,按摩时一定要注意避开前囟(额头正上方特别软的部位)、乳头和脐部。

2. **肢体被动活动** 宝宝平卧位,操作者帮助宝宝活动。上肢:两手握住宝宝腕部,先平伸,再屈曲。下肢:两手握住宝宝踝部,向上弯曲,然后伸展。注意动作轻柔和保护宝宝关节,不能用力牵拉。

3. **俯卧抬头** 喂奶前半小时到一小时,宝宝俯卧位,家长双手托住新生儿腋下,轻轻托其抬头。在这个过程中,家长可以按照新生儿自身的力量将上托的力量慢慢减轻,以此反复。每次练习 1 ～ 2 分钟。

第七节

养个强健小宝宝——婴幼儿饮食与喂养

饮食和营养对宝宝的体格生长和神经心理发育尤为重要,年龄越小,影响越大。0 ～ 3 岁的宝宝生长发育快、营养需求量大,但胃肠功能尚未发育成熟,自身摄食能力和对食物的耐受能力有限,因此宝宝的饮食需要精心地安排。接下来,让我们一起看看不同月龄段的小宝宝该如何喂养?

一、0 ～ 6 月龄宝宝的饮食与喂养

母乳是妈妈送给初生宝宝最好的礼物,母乳中营养成分的生物利用度高,能够满足 6 个月之内宝宝生长发育的全部需要。此外,母乳中有丰富的免疫活性物质,能够提升和调节宝宝的免疫力,降低感染性疾病的风险。同时,母乳喂养能够增进亲子关系,促进宝宝的神经系统发育。

(一)如何顺利开始母乳喂养?

要想顺利开始母乳喂养,首先要做到"三早"——早接触、早吸吮、早开奶。新生儿出生彻底擦干后,应马上与妈妈进行皮肤接触。通过皮肤接触,能够激发新生儿的觅食反射,让宝宝早吸吮。早吸吮能够刺激妈妈催乳素的分泌,做到早开奶。其次,妈妈应按需进行母乳哺乳,应在宝宝饿的时候喂、妈妈奶涨时喂,不限制次数和时间。

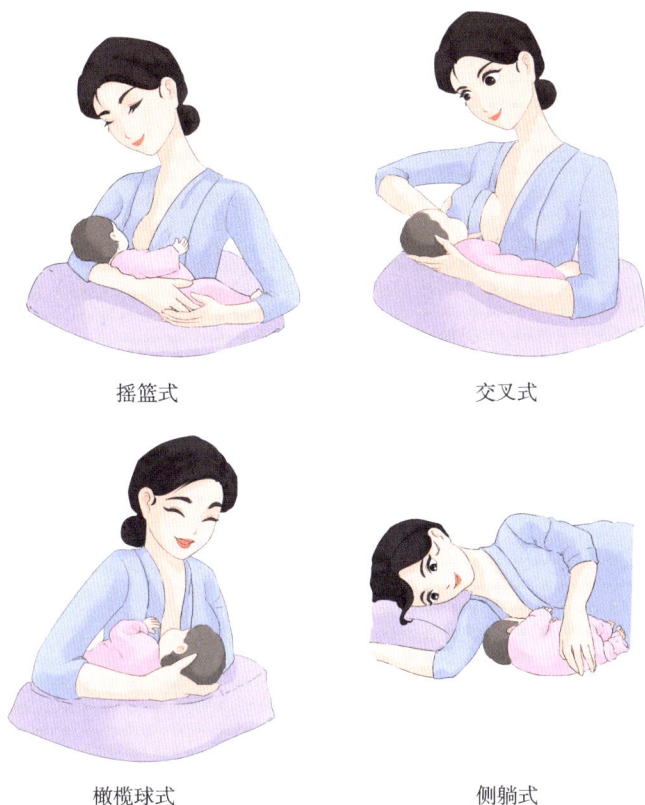

摇篮式　　　　　　　　　　　　　交叉式

橄榄球式　　　　　　　　　　　　　侧躺式

图 6-9　母乳喂养姿势

（二）如何正确进行母乳喂养呢？

不当的哺乳姿势和含接方式，可能会导致宝宝无法摄入足够的母乳，甚至引起乳头疼痛，损伤乳房组织。

常用母乳喂养姿势包括摇篮式、交叉式、橄榄球式和侧躺式（图 6-9）。不论何种姿势，应注意宝宝的头、颈和身体在一条直线上，宝宝的胸、腹部和妈妈胸、腹部贴在一起，宝宝的下巴和鼻子贴近妈妈的乳房，但要注意保证宝宝的呼吸通畅。

正确含接乳头的方法为妈妈一手拇指与其余四指分开，呈"C"字形托起乳房根部，用乳头轻触宝宝口周，等待宝宝嘴巴张大时，将乳头和大部分乳晕送入宝宝口中。若含接正确，妈妈在宝宝吃奶时，会观察到宝宝嘴唇外翻，听到规律的吞咽声，且乳头无疼痛不适感。而当宝宝出现两颊凹陷、发出啪嗒声、嘴唇内卷等情况时，则需要调整姿势。

（三）如何判断奶量是否充足？

有些新手妈妈总是担忧自己奶水少，不够宝宝喝。应如何判断妈妈的奶量是充足的呢？判断标准有两条：一是看宝宝的体重，二是看宝宝的尿量。儿童保健时，宝宝体重增长正常，宝宝每天排尿达 6 次以上，说明妈妈奶量充足，无需干预。

（四）是否需要喂食其他食物或药物？

对 0 ～ 6 月龄的宝宝来说，母乳可以满足其各种营养物质需求，妈妈不需要额外为宝宝喂水，否则会影响宝宝吃奶量，还会增加肾脏负担。关于补钙的问题，对 6 月龄以内的宝宝来说，母乳里的钙能够满足宝宝生长发育需要，不需要额外补充。但对早产宝宝，尤其是出生体重低于 1.5kg 的早产儿，要在医生的指导下额外补充钙剂、磷制剂、维生素 A。需要注意的是，母乳中维生素 D 的含量不足，新生儿出生 2 周内，应开始补充维生素 D，补充量是每天 400 ～ 800IU。

二、6 ～ 12 月龄宝宝的饮食与喂养

研究表明，6 月龄以后，宝宝从母乳中获取的营养已经不能够完全满足其生长发育需求，需要及时添加辅食来补充宝宝营养素所需。同时，添加辅食也可以锻炼宝宝的吞咽、咀嚼、消化能力，对培养宝宝良好的饮食习惯、避免挑食偏食有着重要的意义。

（一）什么时候添加辅食？

一般情况下，生后 4 ～ 6 月龄是辅食添加的关键窗口期，添加辅食的最佳时机是生后约 6 月龄，早于生后 4 月龄、晚于生后 8 月龄都是不可取的。过早添加辅食不仅会导致乳类的摄入量减少，还有可能增加宝宝腹泻、患过敏性疾病的风险。而过晚添加辅食则可能因为错过了宝宝的味觉敏感期，导致宝宝以后出现喂养困难。

（二）如何添加辅食？

辅食添加过程需要遵循由一种到多种、由少量到多量、由细到粗的原则。宝宝添加辅食，应从一种富含铁的泥糊状食物开始，逐渐过渡到半固体或固体食物。逐一添加新食物，每种新食物适应 2 ～ 3 天后，再考虑添加另一种新的食物。辅食添加的次数可以从每日 1 次开始，逐渐过渡到每天 2 ～ 3 次，量也是由少到多。

（三）添加哪些辅食？

制作辅食的食物包括谷薯类、豆类及坚果类、动物性食物（鱼、禽、肉及

内脏)、蛋、含维生素 A 丰富的蔬果、其他蔬果、奶类及奶制品等 7 类。添加辅食种类每日不少于 4 种,并且至少应包括一种动物性食物、一种蔬菜和一种谷薯类食物。

(四)如何制作辅食?

宝宝辅食应单独制作,选用新鲜、优质、无污染的食材和清洁的水制作。烹调宜用蒸、煮、炖、煨等方式,食材要完全去除硬皮、骨、刺、核等,豆类或坚果要充分磨碎。1 岁以内宝宝辅食应保持原味,不加盐、糖和调味品,1 岁以后辅食要少盐、少糖。

三、1 ~ 3 岁宝宝的饮食与喂养

从 6 个月宝宝添加辅食,到 2 ~ 3 岁宝宝独立进食,喂养方式发生变化,如何培养宝宝养成良好的饮食习惯是 1 ~ 3 岁宝宝喂养的重要任务。爸爸妈妈要营造快乐、轻松的进食环境,鼓励但不强迫宝宝进食,也不以食物作为奖励和惩罚手段,引导宝宝与家人一起就餐,自主进食。关注宝宝发出的饥饿和饱足信号,与宝宝面对面交流,及时作出回应。宝宝进餐时不观看电视、电脑、手机等电子产品,每次进餐时间控制在 20 分钟左右,最长不超过 30 分钟。

第八节
做个健康小宝宝——婴幼儿预防保健

勇敢的妈妈们闯过了十月怀胎,迎来了天使般可爱的小宝宝。新手妈妈们看着可爱的小宝宝,总想把所有的爱都给宝宝,把世界上所有的美好都给小宝宝。那么如何才能帮助宝宝适应环境,保持健康呢? 不要担心,和我们一起了解婴幼儿预防保健,给宝宝最科学的健康呵护!

一、婴幼儿疫苗接种——小宝宝抵抗疾病的防护盾

(一)科学接种疫苗的好处

"疫苗接种"其实是大家口中常说的"打预防针",指的是预防接种,即

把疫苗（用人工培育并经过处理的病菌、病毒等）接种在健康人的身体内使人在不发病的情况下,产生抗体,获得特异性免疫。只有严格按照合理程序实施接种,才能充分发挥疫苗的免疫作用,才能使宝宝获得和维持高度免疫水平,逐渐建立完善的免疫屏障,健康成长!

（二）婴幼儿接种疫苗的必要性

婴幼儿免疫系统发育不成熟,对外界病原体抵抗力较弱,容易感染疾病。小宝宝接种疫苗是为了预防疾病,起到未雨绸缪的作用。接种疫苗可以减少相关传染病的发生,提高婴幼儿的免疫水平,保护婴幼儿免受疾病侵袭。

（三）疫苗接种的时间安排

接种疫苗需要遵守国家免疫规划疫苗程序时间表,严格按照规定的接种剂量接种。所以请爸爸妈妈一定要听从正规医院相关医务人员的建议安排,在宝宝合适的时间为宝宝进行疫苗接种。我国目前常见疫苗接种时间和接种部位,见表6-1。

表6-1 常见国家免疫规划疫苗接种信息

疫苗名称	接种对象月（年）龄	接种剂次	接种部位/途径
乙肝疫苗	0、1、6月龄	3	上臂
卡介苗	出生时	1	上臂
脊灰疫苗	2、3月龄	2	上臂
脊灰疫苗	4月龄和4周岁	2	口服
百白破疫苗	3、4、5月龄,18～24月龄	4	上臂
白破疫苗	6周岁	1	上臂
麻风疫苗	8月龄	1	上臂
麻腮风疫苗	18～24月龄	1	上臂
乙脑减毒活疫苗	8月龄,2周岁	2	上臂
A群流脑疫苗	6～18月龄	2	上臂
A+C流脑疫苗	3周岁,6周岁	2	上臂
甲肝减毒活疫苗	18月龄	1	上臂
乙脑灭活疫苗	8月龄（2剂次）,2周岁,6周岁	4	上臂
甲肝灭活疫苗	18月龄,24～30月龄	2	上臂

除了本表中常见的国家免疫规划疫苗外,爸爸妈妈还可以根据宝宝具体情况前往当地正规医疗机构咨询更多疫苗信息,如流行性感冒疫苗、肺炎疫苗等。

（四）疫苗接种前的注意事项

宝宝妈妈要注意,小宝宝接种疫苗前要观察宝宝的身体健康状况,包括:宝宝最近的饮食情况、睡眠情况、疾病情况等。如小宝宝最近食欲不佳、睡觉不踏实,或有体温升高,正处于呼吸道感染、胃肠道感染等疾病的发作期,暂时不能接种疫苗,以免影响疫苗效果或加重病情。

（五）疫苗接种后的注意事项

妈妈在小宝宝接种完疫苗后,一定要遵循医务人员的建议,在接种疫苗的医疗机构留下来观察 30 分钟。在此期间,如果宝宝发生过敏性休克、晕针时,医务人员能及时抢救。

疫苗接种后 24 小时内不能洗澡,注射部位不能过早沾水,以免导致局部感染。如果 24 小时后,宝宝注射部位没有红肿、硬结、感染等不良反应,可以洗澡,但是洗澡时要避免过度揉搓接种部位。

接种疫苗后还应注意调整饮食,尽量以清淡的食物为主,比如瘦肉、鱼肉、牛奶等,避免摄入刺激性食物,例如辣椒、花椒等。疫苗接种之后还应注意休息,避免过度劳累。

（六）疫苗接种后的居家护理

若接种后 24 小时,宝宝接种部位出现红、肿、热、痛,有时伴有淋巴结肿大。此时,让宝宝注意适当休息,多饮温开水,注意保暖,加强营养,通常 1 ～ 2 天后反应就会消失。若反应一直未消失,且有加重的迹象,建议前往医院就诊。

二、婴幼儿保健——守护宝宝茁壮成长

（一）培养良好生活习惯,为健康打好基础

1. **饮食习惯**　1 岁以前的宝宝,爸爸妈妈要注意定时喂养,尽量每日在同一时间喂养。1 岁以后的宝宝,爸爸妈妈可发展宝宝自我进食,按时进食、不吃零食。进食过程中保持宝宝情绪愉快,专心进食,千万不能边吃边玩,培养不挑食、不剩饭的好习惯。

2. **睡眠习惯**　足够的睡眠是保障宝宝健康必备条件之一,要从小培养宝宝良好的睡眠习惯。每日尽量同一时间准备洗澡、入睡。睡前不宜让宝宝过度兴奋。房间温度适宜,适当开窗通风,保持空气新鲜,环境安静,

尽量养成午睡的习惯。

3. 口腔卫生习惯　良好的口腔卫生习惯应从小培养。宝宝出牙后，爸爸妈妈可用指套牙刷或小牙刷帮助宝宝刷牙，每晚一次。饭后漱口，应少吃易致龋齿的食物，如糖果、含糖饮料等。宝宝 1 岁以后应逐渐断离奶瓶喝水，开始培养用杯子喝水，预防错颌畸形。另外，爸爸妈妈要记得定期带宝宝去正规医疗机构做口腔检查哦！

4. 排便习惯　1.5 岁～2 岁的宝宝，爸爸妈妈可逐渐训练其控制排便，每日定时排便，可使宝宝练习大小便坐姿，逐渐由白天不用尿不湿过渡到晚上也不用尿不湿。

5. 生活自理能力　爸爸妈妈要重视宝宝自我服务能力和热爱劳动的培养，如自己穿脱衣服、收拾玩具、帮助大人拿递物品等，为宝宝适应幼儿园生活做好准备。

（二）定期健康检查，促进宝宝生长发育

为了解宝宝是否规律生长，爸爸妈妈需要定期带宝宝去正规医疗机构的儿童保健科进行健康检查，主要包括监测宝宝的体重、身长、头围（2 岁以下）、视力、听力、神经心理发育等。6 个月以内的宝宝每 1～2 个月健康检查一次，7～12 个月的宝宝每 2～3 个月健康检查一次。13～36 个月的宝宝每 3～6 个月检查一次。早产儿、高危儿、体弱儿适当增加检查次数。在健康检查过程中，医生应用生长发育监测图监测宝宝的生长和营养状况，及时发现问题并进行处理。

（三）适当锻炼，宝宝更强壮

宝宝适当锻炼可促进肌肉、骨骼的发育，增强呼吸、循环系统功能，从而达到增强体质、预防疾病的目的。

1. 婴儿被动操　适合于 2～6 个月的宝宝。在成人帮助下进行四肢的屈伸运动，每日 1～2 次。被动操可促进宝宝大运动的发育，还可改善全身的血液循环，促进宝宝的生长发育。

2. 婴儿主被动操　适合于 6～12 个月的宝宝。在成人的适当扶持下，可以进行爬、坐、仰卧起身、扶站、扶走、双手取物等动作。主被动操可以促进宝宝粗大运动的发展；同时，在做操过程中由于宝宝视野的扩大，可促进其智力的发展。

婴儿主被动操
（视频）

3. 幼儿模仿操　适合于 18 个月～3 岁的宝宝。此年龄段的幼儿模仿性强，可配合儿歌或音乐进行有节奏的运动，模仿常见

动物活动姿势或日常生活劳作动作等,促进宝宝粗大动作发展的同时,还可促进宝宝智力的发展。

（四）陪着宝宝玩,宝宝更聪明

游戏可促进宝宝智力发展。宝宝可通过游戏探索自己的身体,并把自己与外界环境区分开。通过游戏,宝宝可以学习识别物品形状及用途,理解数字的含义,提升语言表达能力及技巧;游戏还可促进宝宝的社会化及自我认同。爸爸妈妈们平时多与宝宝一起玩、一起交谈,都是促进宝宝智力发展的有效方法。以下常用小游戏,可供爸爸妈妈们学习使用哦!

1. 指认游戏、手指游戏　适合 7 ～ 12 个月婴儿。练习方法:配合儿歌做动作。

（1）"小手拍拍":两只手掌对拍。

（2）"手指伸出来":伸出左右手,摆动。

（3）"眼睛在哪里":右手握拳,伸出食指指向右眼。

（4）"眼睛在这里":左手握拳,伸出食指指向左眼。

（5）"用手指出来":两手食指同时指向双眼。

可以重复句式,如"小手拍拍,小手拍拍"再指向不同部位,如鼻子、嘴巴等。

婴儿手指操
（视频）

2. 模仿游戏　适合 1.5 ～ 3 岁幼儿。练习方法:配合儿歌做动作。

爸爸妈妈与幼儿念歌谣:"乌龟走路,慢吞吞;小猫走路,静悄悄;袋鼠走路,蹦呀蹦;小兔走路,跳呀跳;小鸭走路,摆呀摆;小马走路,最爱跑。"爸爸妈妈出示小乌龟的图片,然后给幼儿戴上乌龟头饰,爸爸妈妈模仿乌龟走路的样子,一边说"乌龟走路,慢吞吞",一边做动作,让幼儿模仿。依次再出示和模仿小猫、袋鼠、小兔、小鸭、小马。

第九节　宝宝生病早康复——婴幼儿常见疾病及症状照护

新生宝宝给家庭带来希望和欢乐,家长都希望宝宝健康快乐成长。但由于宝宝自身免疫力发育不完善,常出现感冒、拉肚子、贫血等现象,特别是 3 岁以前的宝宝,更容易生病。而宝宝不能准确地表达自己的感受,生病后家长常焦虑、不知所措。别担心!了解宝宝常见疾病的观察要点和处理方法,全面呵护宝宝健康成长!

一、感冒

(一)宝宝感冒的表现

说到感冒,大家都知道主要的表现为发热、鼻塞、流涕、打喷嚏、咳嗽等,但是悄悄告诉你,还有两种特殊类型的感冒,也要引起注意:一种是疱疹性咽峡炎,主要表现为咽痛,咽部充血,咽腭弓、悬雍垂、软腭或扁桃体上有 2 ～ 4mm 大小疱疹;另外一种是咽 - 结膜热,主要表现为发热、咽炎、结膜炎等。

(二)宝宝感冒怎么办

普通感冒时最重要的是监测宝宝体温,根据宝宝体温升高的程度做相应地处理:如果体温没有超过 38.5℃,宝宝精神食欲好,这时不需要用特殊降温措施,需要多喝水、多吃含蛋白质和维生素丰富的清淡饮食,如牛奶、新鲜蔬菜水果等,也可用温水擦浴,多休息,减少活动;如果体温超过 38.5℃,千万不要自行服药,一定要立即就医。咽喉部有充血、疱疹时宝宝可能会因为疼痛而哭闹,饮食时多关爱宝宝,为宝宝勤洗手,及时就医治疗。有结膜炎时注意眼部卫生。

(三)宝宝发热抽筋的处理

如果没监测好宝宝的体温,宝宝体温过高,可能会引起抽筋,即高热惊厥。如果出现抽筋,首先拨打 120 急救电话,马上将宝宝平卧,松开衣领,颈部伸直,头稍后仰,偏向一侧,把周围尖锐的物品移开,可用指腹按压人中穴或合谷穴。

二、拉肚子

(一)病情严重程度的判断

可以通过观察以下情况,判断宝宝拉肚子是否严重。

1. 精神状态、吃饭情况　如果精神好,吃饭好,一般不是太严重。相反,如果精神不好、食欲差就应及时就医。

2. 有无脱水　拉肚子次数多并不代表宝宝病情就严重,重点观察宝宝哭的时候有没有眼泪,皮肤弹性好不好,口唇干不干燥,眼窝有没有凹陷,尿量有没有减少等。如果这些都不明显,说明不严重;相反,就应及时就医。

由于宝宝年龄还小,身体抵抗力弱,拉肚子有时还伴随有呕吐现象,很容易导致机体水电解质紊乱。因此,如果宝宝呕吐和拉肚子时,建议及时就医,查找原因,采取处理措施。

(二)粪便观察

宝宝拉肚子,重点观察每天排便的次数以及粪便的量、颜色、状态、气味等。如果大便次数多,特别是大便里有血或黏液,应及时就医。值得注意的是,以下情况的大便是正常的:

1. 新生儿,在出生前几天,大便是墨绿色稀便,没有臭味。

2. 6个月内的婴儿,每天排几次稀便,但是宝宝食欲正常,精神良好,体重、身高生长正常,一般也不需要特殊处理,大多添加辅食后,大便就正常了。

(三)正确饮食,十分重要

宝宝拉肚子,既要减轻胃肠道的负担,又要尽量满足营养需要,一般应继续进食。如果吃的是母乳,应继续吃母乳;如果已经添加了其他食物,暂时停吃新的食物种类;如果吃的是牛奶,继续喂牛奶,但需喂稀释牛奶或脱脂奶。如果吃的是配方奶,可以带宝宝到医院就医,查看腹泻原因,遵医嘱决定是否改为防治腹泻的奶粉。拉肚子次数减少后,可逐步过渡到正常饮食。

(四)宝宝拉肚子,一定要护理好宝宝的小屁屁

由于粪便对宝宝小屁股的刺激,可引起皮肤糜烂和感染。因此,宝宝每次大便后及时用温水清洗屁股并吸干水分,保持屁股干净干燥。注意动作要轻柔,选吸水性强、柔软棉质的尿布,或透气性好的尿不湿;如果屁股发红了,可以涂宝宝专用护臀膏。

三、认识贫血

(一)贫血的表现

贫血主要表现为皮肤、口唇、甲床苍白,精神不好,没力气,不爱活动,食欲下降。

(二)贫血对宝宝的影响

贫血不仅可导致宝宝精神食欲不好,严重的还会引起精力不集中、记忆力减退,甚至智力落后于同龄的宝宝。长期严重贫血不仅使宝宝的抵抗力下降,容易感染细菌病毒而生病,还可引起心脏的损害。

(三)贫血的预防最重要

预防贫血从妈妈做起。妈妈在怀孕及喂宝宝母乳期间应加强营养,荤

素搭配。宝宝贫血最常见的原因是缺铁,因此鼓励母乳喂养。停止母乳喂养的宝宝继续以配方奶喂养,按时添加含铁丰富的食物,如含铁的米粉、瘦肉、蛋黄、动物肝脏等,饮食多样化。同时,多吃含维生素 C 丰富的食物,如新鲜蔬菜水果,因为维生素 C 可以帮助铁的吸收。

四、宝宝瘦小

(一)宝宝瘦小的原因

宝宝瘦小最主要的原因是营养不良,也就是缺乏能量和蛋白质。一般主要是家长缺乏喂养知识,稍大的宝宝可因长期挑食或偏食引起。另外,如果宝宝长期拉肚子,导致营养吸收障碍也较普遍。少数是因宝宝由其他疾病造成的。

(二)查找原因、合理喂养,让宝宝变强壮

如果家长发现宝宝瘦小,要及时就医查找原因,再针对病因做相应的处理。由于宝宝瘦小主要是喂养不当引起的,所以家长要了解喂养知识:6 个月内提倡纯母乳喂养,6 个月后及时添加其他食品。一定要循序渐进添加辅食,不然可使消化功能紊乱引起拉肚子,更加重营养缺乏。1～2 岁幼儿饮食逐渐接近成人,每天摄入谷物、根茎类和薯类、肉类、奶类、蛋类、维生素 A 丰富的蔬果和其他蔬果(不包括果汁)、豆类及其制品、坚果类等常见食物中的四类及以上。应避免大块食物哽噎而导致的意外,同时禁止食用整粒的花生、腰果等坚果。

第十节
培养聪明小宝宝——婴幼儿早期学习指导

"宝宝会翻身啦!""宝宝怎么还不会叫妈妈?""宝宝最近会自己抱着奶瓶喝奶啦!""宝宝怎么看见陌生人就哭?"对于所有爸爸妈妈来讲,希望自己的宝宝身体健康的同时,还能聪明发展。宝宝的聪明其实是指神经心理功能的发育呈现良好协调发展状态。下面我们就一起来看看宝宝神经心理功能发育的四大关键点及其练习方法吧!

一、神经心理功能的发育特点

神经心理功能的发育是在神经系统发育成熟的基础上进行的,包括感知、运动、情感、思维、判断和意志性格等方面。宝宝婴儿期神经系统发育不完善,易出现不自主性活动,会伴随有全身肌肉活动不协调的情况存在;宝宝在幼儿期,神经系统结构持续发育。

二、促进宝宝神经心理功能发育的关键点

要想培养聪明宝宝,需要从四大关键点着手,科学规律地促进宝宝神经心理发育。

关键一:运动发育

你知道吗?宝宝动作的发育其实反映了神经系统发展和心理发展的水平,可千万不要忽视对宝宝动作发育的练习哦!动作发育包括粗大动作发育和精细动作发育。粗大动作,主要是指抬头、翻身、坐、爬、滚、站、走、上下楼梯、跑、跳、踢等动作。精细动作,主要是指手部的抓握、捏取、缠绕等动作。

在宝宝出生后我们可以根据宝宝的粗大动作和精细动作发展规律特点对宝宝进行相应月龄动作练习,促进宝宝粗大动作和精细动作协调发展。0～1岁粗大动作发展特点及练习方法,见表6-2;0～3岁精细动作发展特点及练习方法,见表6-3。

表 6-2　0～1岁粗大动作发展特点及练习方法

月龄	粗大运动主要表现	练习方法 (宝宝情绪状态好,喂奶后1小时练习为宜)	备注
1	能俯卧位抬头,可使头偏向一侧	宝宝趴在床上,两手放于胸前,爸爸妈妈用玩具在宝宝头部上方逗引,促进宝宝练习抬头	1. 早产儿应根据正规医疗机构医生判断后,进行儿童健康检查和训练
2	能俯卧位抬头,可使头离开床面		
3	能俯卧位抬头90°		2. 每个宝宝具有个体差异,爸爸妈妈在训练时一定不要太过着急,训练中一定要注意宝宝的安全
4	能俯卧位抬头、抬胸,俯卧位翻到仰卧位	宝宝趴在床上,两手放于胸前,爸爸妈妈用玩具从宝宝头部上方到身体左右两侧逗引,促进宝宝练习抬头并左右翻身	

续表

月龄	粗大运动主要表现	练习方法 （宝宝情绪状态好，喂奶后1小时练习为宜）	备注
5	能仰卧位翻到俯卧位，支撑下坐	宝宝平躺在床上，爸爸妈妈用玩具从宝宝胸前到身体左右两侧逗引，促进宝宝练习左右翻身 将宝宝抱起，放在爸爸妈妈腿上，宝宝后背靠着爸爸妈妈身体坐	
6～7	能独坐	将宝宝以坐位放在垫子上，两腿分开，宝宝坐稳后，爸爸妈妈将玩具放在宝宝左右身侧逗引，促进宝宝身体扭转保持坐位平衡	
8	能独自坐稳，会四点支撑爬	在宝宝能独自坐稳的基础上，使宝宝跪在垫子上，弯腰双手撑地，爸爸妈妈在前方给予玩具逗引，促进宝宝向前爬行	
9～10	能四处爬行，由坐到爬自如转换	在8个月练习的基础上将玩具放在宝宝四周，逗引宝宝向四处爬行	
11	能扶家具行走，牵手能走	准备与宝宝胸部同高的桌子，将宝宝双手扶在桌子边缘，爸爸妈妈在桌子前方进行逗引，促进宝宝扶物往前挪步	
12	能独自行走	在扶走训练的基础上，鼓励宝宝独自行走	

表6-3　0～3岁精细动作发展特点及练习方法

月龄	精细运动主要表现	练习方法 （宝宝情绪状态好，喂奶后1小时练习为宜）	备注
1～2	双手握拳	抚摸宝宝小手，按摩掌心、手背、指腹，将食指放在宝宝掌心后轻轻抽出，每次来回10～15下	不同的宝宝在精细动作发展上存在差异性，爸爸妈妈不要操之过急。若宝宝2个月后双手手指仍然一直紧握拳、几乎不张开手指，建议前往正规医疗机构进行儿童健康检查和训练
3～4	双手张开，放在胸前玩耍，吸吮自己的小手	用有声响的小玩具（沙锤、响铃）逗引宝宝，用玩具轻触宝宝手背，吸引宝宝用小手抓玩具	
5～7	可伸手抓物，左右手各拿一物品，并将物体从一只手传到另一只手	宝宝一只手拿好物品后，爸爸妈妈用另一物品轻触宝宝拿物品的小手手背，逗引宝宝将手中物品传递给另一只手	

续表

月龄	精细运动主要表现	练习方法 （宝宝情绪状态好，喂奶后 1 小时 练习为宜）	备注
8	拇指可参与抓取较小的物品	在爸爸妈妈监护下，给宝宝捏取葡萄干、爆米花等小物品。一定要注意安全，避免宝宝误食哦	
9 ～ 11	可运用拇、食指捏起小的物品，由生疏到熟练		
12	能有意识地放开物品	爸爸妈妈与小宝宝一起玩"玩具给人"的游戏，让小宝宝将常玩耍的玩具给爸爸妈妈	
13 ～ 24	双手更灵活，自主涂鸦，叠 2 ～ 6 层积木	爸爸妈妈与小朋友一起玩"搭高高"叠积木、画画涂鸦	
25 ～ 36	叠更高层积木，转动门把手，逐页翻书	爸爸妈妈与小朋友一起玩搭积木、翻书讲故事等游戏	

关键二：认知发育

你知道吗？宝宝从在妈妈的"肚子"里开始，就通过感知觉对世界进行感知探索。而认知过程则建立在感知觉基础上，包括感知觉、记忆、思维、想象、注意、社会认知等。

在宝宝出生后我们可以根据宝宝的认知发育特点对宝宝进行相应练习，促进宝宝的认知发育。下面我们就来看看宝宝各月龄视听觉发育特点和相应简便练习方法吧！0 ～ 3 岁婴幼儿认知发育特点及练习方法，见表 6-4。

表 6-4　0 ～ 3 岁婴幼儿认知发育特点及练习方法

月龄	认知发育特点	练习方法 （宝宝清醒且愉悦时）	备注
新生儿	能注意 30cm 以内的事物，简单追视，听声音有反应	播放舒缓轻音乐，爸爸妈妈平日与宝宝轻声对话交流；给宝宝展示黑白图片	不同的宝宝在认知发展上存在差异性，若在无其他干扰状态下，宝宝一直听声无反应、不能追视，建议前往正规医疗机构进行儿童健康检查和训练
1 ～ 2	眼睛追视黑白图片、红球或人脸，听声音有反应	播放舒缓轻音乐，爸爸妈妈平日与宝宝轻声对话交流；爸爸妈妈平日给宝宝展示彩色图片；轻摇沙锤或小铃铛，刺激宝宝追寻声源	
3	眼睛追视角度可达 180°，听声音有反应，可转向声源		
4	会区分颜色，偏爱红、蓝、绿、黄色彩，头眼协调好	看不同颜色的玩具、积木等	

续表

月龄	认知发育特点	练习方法 （宝宝清醒且愉悦时）	备注
5～6	开始认人，能认识妈妈和奶瓶，开始理解成人说话的态度、语气	躲猫猫	
7～8	用手追逐玩具，会寻找隐藏起来的物品	在宝宝眼前藏起玩具，鼓励宝宝寻找	
9～10	会玩积木，按令拍手，做"欢迎""再见"手势	模仿搭积木；"欢迎""再见"手势游戏	
11～12	会盖瓶盖，可指认身体部位，随音乐歌谣做动作	"小手拍拍"指认五官；打开瓶盖找玩具	
13～15	会用勺送入口中，要坐便盆或裤子湿了会表示，喜欢和小伙伴一起玩耍，模仿别人新颖的行为	练习宝宝用勺子舀东西送入口中；每日定时外出与同龄小伙伴一起玩耍；模仿操，模仿常见动物	
16～18	认识常见的实物和图片，建立实物与图片的联系，认识五官	命名五官；看图讲故事	
19～21	能在几块积木中找出钥匙，能记住 1～2 周内学会的玩具玩法，能根据形状和颜色分类	捉迷藏；翻书找画；形状色彩配对	
22～24	逐渐识别不同颜色玩具，识别红黄绿蓝等几种颜色	认照片；形状搭配	
25～30	能按照指令完成简单任务，听完故事能简单说出什么人和事	玩偶游戏；角色扮演；打电话游戏	
31～36	能将同类颜色进行物品归类；开始发展时间概念，如今天、明天和昨天；开始发展相对概念，如大小、高矮、里外；通过数数和标识一堆物品感知数	过家家；数数；比较游戏	

关键三：语言发育

宝宝的语言能力是智力的一种表现，语言发育包括语言感知、语言理解、语言表达三阶段。把握宝宝语言发育的关键时期可促进宝宝语言能力良好发展。最好的语言启蒙不是早教机,而是爸爸妈妈和宝宝面对面交流。0～3岁语言发育阶段及练习方法,见表6-5。

表6-5　0～3岁语言发育阶段及练习方法

月龄	语言发育阶段		练习方法(宝宝清醒且愉悦时)	备注
0～4	无意识交流阶段	语前期	爸爸妈妈平日与宝宝简单交流,促进宝宝对声音的敏感度;爸爸妈妈与宝宝面对面,发元音"a、o、e",促进宝宝咿呀学语	不同的宝宝在语言发展上存在差异性,爸爸妈妈不要操之过急。若宝宝一直不发音,建议前往正规医疗机构进行儿童健康检查和训练
4～9	有意识交流阶段			
9～18	单词阶段	单词	学词语:爸爸妈妈主要用叠词,与宝宝交流日常生活常用物品、家庭成员,如"妈妈""爸爸""蛋蛋"等。在宝宝需要某样物品时,鼓励宝宝说出来	
18～24	对成人指令作出反应,并指物	词组	学词组:爸爸妈妈与宝宝交流时,可鼓励宝宝用简单短语表达需要,如"妈妈抱""宝宝吃"等。平日可与宝宝玩"我说你拿"游戏:针对宝宝常玩耍的玩具,请宝宝拿过来或放回去	
24～36	理解20个常用字,如常用生活物品、家庭成员名字	句子	学句子:爸爸妈妈与宝宝交流时,可鼓励宝宝用句子表达,如"宝宝吃饭饭""爸爸去上班"等。日常交流中告诉宝宝自己的大名、家庭成员的大名	

关键四:社会适应性发展

宝宝的社会性适应是指他们接受新环境、适应矛盾冲突情境的能力,包括初步形成对新环境的适应能力、对陌生人的适应能力、对同伴交往的适应能力、独立地克服困难,处理社会中简单问题的能力,是培养宝宝成为独立社会成员的关键。

作为爸爸妈妈,我们应该为宝宝提供和谐的亲子关系,鼓励宝宝建立良好的同伴关系,帮助其社会适应性发展。下面我们一起看看不同月龄段宝宝社会适应能力发展水平及练习方法吧!0～3岁婴幼儿社会适应能力发展水平及练习方法,见表6-6。

表6-6 0～3岁婴幼儿社会适应能力发展水平及练习方法

月龄	社会适应能力发展水平	练习方法 （宝宝清醒且愉悦时）
1～3	逗引时有反应；会用手互相触摸；见人张望和全身活跃	爸爸妈妈与宝宝多做面部表情交流
4～6	白天醒的时候手连续地动，伸手抓物；见食物表现出兴奋模样；听熟人声音表示高兴，躲陌生人	照镜子 躲猫猫 轻挠痒痒
7～8	能分辨出陌生人，逐渐开始懂得成人面部表情	洞中取物 积木游戏
9～10	会表示"不要"；懂得常见物及名称；表现出对人和物的爱憎	
11～12	穿衣知道配合；会与成人玩球；主动把玩具给他人放手；会按成人表情行事；对想要的东西会用手指或发音；在适当的场合能熟练表示"再见""欢迎"	与爸爸妈妈互动玩球 捡垃圾游戏 玩具给人游戏
13～15	产生独立意识，什么都想自己做，见陌生人开始出现害羞表情	
16～18	在镜子里真正认识自己的存在，开始对黑暗和动物产生恐惧感	绘本阅读
19～24	开始有得意、撒娇的情绪；想要吃、玩或要大小便时会说出或表示；自己脱帽子；能用勺子自己进食；用杯子喝水	鼓励宝宝说出自己的需要 鼓励宝宝自己穿脱帽子 鼓励宝宝用勺吃饭 鼓励宝宝自己用杯喝水 鼓励宝宝帮忙做简单家务
25～30	宝宝见不同的人会打招呼；会说出自己几岁；尝试自己脱去上衣和裤子；表现出自尊心	鼓励宝宝与人打招呼 鼓励宝宝自己脱衣服 角色扮演 鼓励宝宝帮忙做简单家务
31～36	遇到陌生人会紧张；和小朋友一起玩开始有妒忌、看不起人、霸道、愤怒等情绪；能自己吃饭，穿袜、鞋、大小便；能按大人要求的卫生习惯做	培养宝宝良好的卫生习惯和生活习惯 每日定时外出与同龄小伙伴玩耍交流

55